LE CHOLÉRA

A L'HOPITAL LARIBOISIÈRE EN 1865,

DANS SES RAPPORTS AVEC

LES AUTRES MALADIES

PAR

LE Dr STOUFFLET,

Ancien élève des hôpitaux de Paris,
Médaille du gouvernement (Choléra 1865).

PARIS
ADRIEN DELAHAYE, LIBRAIRE-EDITEUR
PLACE DE L'ÉCOLE-DE-MÉDECINE
1866

Ce travail est le résultat des recherches que j'ai entreprises sur les antécédents des malades, au point de vue de leur santé. J'ai visité les 524 familles atteintes; j'ai interrogé les malades à leur lit, chaque fois que je l'ai pu; chez eux, s'ils ont survécu; j'ai questionné leur parents, leurs amis, ceux qui les ont conduits à l'hôpital. Je voulais savoir si le choléra avait frappé indistinctement les forts et les faibles, les santés robustes et les débiles; je voulais étudier les diverses questions de la diarrhée prémonitoire, de la durée de la convalescence, de la contagion, etc.

Le résultat sera-t-il à la hauteur du but que je me suis proposé? Je le voudrais bien; car sans cela, je ne l'aurais pas entrepris. Du moins, j'espère que mes juges seront convaincus de mon intention de faire bien et utilement un travail que je n'ai trouvé nulle part, et, si au témoignage de satisfaction, qui m'a été décerné dernièrement, ils veulent bien ajouter celui de leur approbation personnelle, je serai dédommagé des peines que m'a coutées ce travail long et souvent rebutant.

LE CHOLÉRA

A L'HOPITAL LARIBOISIÈRE EN 1865,

DANS SES RAPPORTS

AVEC LES AUTRES MALADIES

INTRODUCTION.

L'invasion dû choléra est généralement rapportée au 15 septembre. Le 17, l'hôpital Lariboisière recevait son premier malade, une femme de 57 ans, domestique à la cantine du Mont-Valérien ; à 1 heure du soir elle entrait, et à 8 heures elle expirait. Mais elle était au cinquième jour de la maladie confirmée, sans compter dix jours de diarrhée prémonitoire.

Le 22, entre un jeune homme de 26 ans, à Paris depuis cinq mois et travaillant dans une fabrique de plateaux vernissés. Ici invasion assez brusque, le matin même, à la suite de son repas, après douze heures de diarrhée prémonitoire; il sort guéri.

Dès lors les entrées se succèdent, comme on le voit par ce tableau :

Septembre.	Entrées.	Décès.
Le 17.......	1	1
Le 22.......	1	»
Le 23.......	4	1
Le 24.......	1	1
Le 25.......	3	1
Le 26.......	3	1
Le 28.......	3	2
Le 30.......	2	1
	18	8, c'est-à-dire 44 p. 100

Tel fut le prélude de la maladie.

Le 1er octobre, M. Husson, directeur général de l'Assistance publique, réunit MM. les médecins de l'hôpital, et ils conviennent que les cholériques, jusque-là disséminés dans les salles, seraient isolés des autres malades. Immédiatement M. Brelet, directeur de l'hôpital, prend les mesures les plus actives, et à deux heures deux salles étaient évacuées, appropriées et recevaient nos cholériques. Ce sont, pour les hommes, la salle Saint-Vincent-de-Paul, et pour les femmes, la salle Sainte-Mathilde, de 34 lits chacune, et situées au dernier étage des deux derniers pavillons. En même temps, deux autres, de 10 lits chacune, situées au rez-de-chaussée, furent réservées pour les convalescents.

Le nombre des malades augmenta rapidement, et le 10 octobre, jour du plus grand nombre d'admissions (29), il en était déjà entré 150, sur lesquels 81 restaient en traitement : il était donc urgent de préparer deux nouvelles salles. Le lendemain, elles étaient prêtes. Ce sont, pour les hommes, la salle Saint-Landry, et, pour les femmes, la salle Sainte-Marie, toutes deux situées au-dessous des premières.

L'hôpital avait donc, par les soins de son dévoué directeur, 136 lits pour recevoir ses malades, sans compter les 20 autres affectés aux convalescents, encore trop faibles pour être transportés aux Ménages, maison de convalescence de tous les hôpitaux civils.

Heureusement le nombre des admissions diminuait dès le lendemain.

Le 31 octobre, déjà 412 malades avaient été reçus; il en restait 58 en traitement; les entrées n'étaient plus que de 9 par jour; on arrivait au mois de novembre, époque de recrudescence des maladies ordinaires : il fallait s'y préparer. Aussi le 7 novembre, les deux salles ouvertes les dernières furent fermées, puis le 10 décembre, ce fut le tour des premières. Nous n'avions plus que 11 malades, et les 20 lits du rez-de-chaussée étaient suffisants pour leur service.

La clôture de l'épidémie eut lieu, pour les femmes, le 5 janvier, et pour les hommes le 9 du même mois. La dernière entrée chez les premières fut une jeune fille de 16 ans, à Paris depuis un mois, malade depuis six jours déjà, et pour les hommes, un jeune clerc d'huissier, âgé de 23 ans; tous deux sont sortis guéris.

Le reste appartient à l'histoire des procédés de désinfection : aération à l'air libre de jour et de nuit un mois durant; chlore sous toutes les formes à profusion, lavage des murs en stuc, grattage de tous les bois, et pour terminer, un procédé héroïque, dit-on; mais il est breveté, et l'auteur n'a pas dévoilé son secret, que nous savons tous cependant. Toujours est-il que depuis il n'a été constaté aucun cas dans les salles ainsi purifiées.

CHAPITRE Ier.

DONNÉES STATISTIQUES.

Maintenant établissons le bilan de l'épidémie.

En regard se trouve, comme terme de comparaison, l'année 1854. Je rappellerai que l'hôpital Lariboisière a inauguré ses salles le 13 mars 1854.

	1865.			1854.
	Homm.	Femm.	TOTAL.	TOTAL.
1° MALADES.				
Venant de l'extérieur	260	201	461	340
Atteints à l'intérieur	15	48	63	122
	275	249	524	462
2° GUÉRIS.				
Venant de l'extérieur	153	97	250	174
Atteints à l'intérieur	4	12	16	32
	157	109	266	206
3° MORTS.				
Venant de l'extérieur	107	104	211 — 49 %	166 — 75 %
Atteints à l'intérieur	11	36	47 — 75 %	90 — 74 %
	118	140	258 — 49 %	256 — 55 %

Ces nombres ne diffèrent de ceux de l'administration qu'en un seul point, les cas intérieurs, et voici en quoi. Nous avons eu 8 employés de l'hôpital traités dans les salles, savoir : 6 infirmiers attachés aux cholériques (3 hommes et 3 femmes) et 2 employés subalternes (salubrité, buanderie). L'administration a classé les infirmiers parmi les cas intérieurs et les autres parmi les cas extérieurs : je les ai tous mis aux cas extérieurs, par la raison que tous étaient des plus valides avant leur choléra, avaient spontanément sollicité ce poste honorable. Pour moi, qui dit cas intérieur dit choléra frappant un individu déjà sous le coup d'une maladie assez grave pour l'avoir forcé d'entrer à l'hôpital. Du reste, si cette manière de voir n'est pas admise, je ne perds pas le droit de comparer les deux épidémies, en prévenant qu'en 1854 3 infirmiers ont été atteints ; l'un d'entre eux fut même le premier cholérique traité à l'hôpital (17 mars); des 3, un seul est mort. Enfin je n'ai rien changé aux chiffres de l'année 1854 ; ils sont reproduits exactement d'après le rapport de M. l'inspecteur Blondel.

Entrées.

Je ne ferai pas imprimer le tableau des entrées jour par jour, mais voici deux résumés qui me semblent très-clairs et suffisants. Les décès n'y sont pas indiqués d'après le jour réel où ils ont eu lieu. Je n'exprime que ceci : sur tant de malades entrés tel mois il en est mort tant, n'importe à quelle époque. La question du jour du décès ou de la sortie sera traitée plus loin.

	CAS EXTÉRIEURS.			CAS INTÉRIEURS.			TOTAUX.		
	Entrées	Décès.	0/0	Entrées	Décès.	0/0	Entrées	Décès.	0/0
Septemb.	18	8	44	»	»	»	18	8	44
Octobre.	343	174	51	51	38	74,5	394	212	54
Novemb.	82	25	30,5	9	6	67	91	31	34
Décemb.	17	4	23,5	3	3	»	20	7	30
Janvier..	1	»	»	»	»	»	1	»	»
	461	211	46 0/0	63	47	74 0/0	524	258	49 0/0

En suivant la colonne du rapport à 100 au total définitif on voit bien la progression et le déclin de la maladie.

Mais nous pouvons aller plus loin et donner des chiffres de cinq en cinq jours, car la mortalité varie trop d'un jour à l'autre.

C'est un total que je donne : sur tant de malades entrés pendant ces cinq jours tant sont morts, n'importe à quelle époque.

La seule colonne intéressante est toujours celle du rapport à 100.

DATES.	CAS EXTÉRIEURS.			CAS INTÉRIEURS.		
	Entrées.	Décès.	0/0	Entrées.	Décès.	0/0
25 septembre.	10	4	40	»	»	»
30 —	8	4	50	»	»	»
5 octobre.	46	29	63	1	1	»
10 —	77	39	51	8	7	87,5
15 —	66	35	53	12	12	100
20 —	74	35	47	6	3	50
25 —	38	13	34	19	13	69
31 —	42	23	55	5	2	40
5 novembre.	23	9	39	4	2	50
10 —	24	5	21	»	»	»
15 —	8	4	50	1	»	»
20 —	11	5	45	1	1	»
25 —	9	1	11	»	»	»
30 —	7	1	14	3	3	100
10 décembre.	3	1	33	2	2	»
20 —	10	3	30	»	»	»
31 —	4	»	»	1	1	»

On voit par là les diverses phases d'augment, de déclin, les recrudescences et le maximum de l'épidémie : celui-ci vers le 10 octobre, les autres vers le 20, puis vers le 20 novembre et le 20 décembre. Pour les cas intérieurs, ils sont tous mortels du 9 au 16 octobre : 19 morts sur 19 atteints !

Parmi les 461 malades venus de l'extérieur, n'y a-t-il eu aucune erreur de diagnostic ? Tous les cholériques y figurent-ils? Quinze cas m'ont semblé douteux ; quelques-uns de ces malades ont été transportés peu de temps après dans d'autres services, d'autres sont sortis le lendemain ou le surlendemain de l'hôpital, mais tous sont restés comptés comme cholériques par le bureau pour suppléer à ceux qui ont échappé au dénombrement officiel.

Le dépouillement de la statistique depuis le début de la maladie m'a donné 20 cholérines; peut-être quelques-unes auraient-elles mérité un autre classement. De plus, un certain nombre de cas intérieurs ont échappé pour divers motifs.

Tout malade transporté dans les salles spéciales était réputé mort par ses compagnons : c'était là un point indiscutable avec eux, et de fait la mortalité de 75 pour 100 leur donnait un peu raison. On peut juger de la terreur du malade en voyant décider la question de son passage; beaucoup faisaient leurs adieux à leurs voisins, comme s'ils ne devaient plus les revoir; d'autres, déjà prostrés, tombaient dans un état encore plus grave, et pour plusieurs on peut dire que cette décision a été le motif d'une aggravation rapidement funeste.

Je ne songe nullement à en accuser la mesure de l'isolement des malades; elle me semble, au contraire, indispensable ainsi que son maintien lors des épidémies futures. Je cherche à découvrir les raisons pour lesquelles, dans certains cas, elle ne fut pas appliquée.

Pour quelques-uns, l'amélioration fut rapide, et, grâce aux secours donnés dès le début, la maladie heureusement enrayée n'a pas dépassé les limites d'une forte cholérine.

Pour d'autres, la terreur manifestée par les malades, quand il fut question de leur passage, fit reculer les médecins, d'autant plus que l'attaque du choléra paraissait être de celles dont la guérison est probable, possible.

Il en fut ainsi pour une pneumonie tuberculeuse entrée au mois d'août. Le 22 octobre, il signale une diarrhée qui l'épuise et remontant à cinq jours. Le lendemain, à la visite, on le trouve sans pouls, facies profondément altéré, cyanosé par places, refroidi et pouvant à peine parler ; pendant la nuit précédente il avait eu plusieurs vomissements, mais pas de crampes. Il nous voit nous consulter, et quand l'un de nous lève la main pour prendre sa pancarte, dire l'expression de désespoir qui vint ajouter à la décomposition de ses traits, je ne le puis. La semaine précédente, deux de ses voisins, l'un phthisique comme lui, l'autre saturnin, étaient passés à Saint-Vincent-de-Paul ; le premier était mort et il le savait ; le second, on le disait mourant. Aussi suppliait-il qu'on le laissât dans la salle. Ses voisins même intervinrent ; car il était complaisant pour tous, et tous, protestant qu'ils n'avaient pas peur, demandèrent qu'il fût gardé dans le service. Que faire ? Attendons à demain, tel fut l'avis général. Le règlement en a pâti, mais heureusement le malade s'est guéri. Dès le lendemain, sous l'influence de cette émotion terminée à sa satisfaction, il était mieux et la guérison ne s'est pas démentie.

D'autres malades n'étaient plus transportables quand le choléra est venu précipiter le dénouement ou le changer. Il en fut ainsi pour une fièvre typhoïde entrée au quatorzième jour de maladie ; elle était en bonne voie, quand tout à coup il survint des hémorrhagies intestinales, qui ne firent d'abord pas changer le pronostic. Mais, deux jours après, des accidents cholériques graves parurent, puis une parotide du côté droit fut constatée, et le surlendemain le malade mourait. L'avant-veille de sa mort, ce n'était déjà plus qu'un cadavre.

De même pour un phthisique âgé de 21 ans et malade depuis deux mois ; tout le poumon droit était farci du haut en bas de tubercules ramollis ; le malade vomissait absolument tout ce qu'il prenait, excepté le matin ; il avait une diarrhée incoercible et de l'œdème des deux membres inférieurs : tel était son état le 17 octobre. Ce jour-là il voit mourir un de ses voisins, tuberculeux comme lui. Le lendemain, on le trouve dans un collapsus complet ; facies altéré, cyanique ; yeux excavés ; refroidissement général du corps, de la face, de la langue ; absence de pouls. Il meurt trois jours après ; à la première impression du choléra, ce malade avait été anéanti.

Je reviens aux erreurs de diagnostic ; en voici l'énumération :

Indigestion	2
Peur (le malade venait d'avoir le choléra).	1
Fièvre typhoïde au début	2
Pleuro-pneumonie au début	1
Période d'invasion de la variole	1
Affections cardiaques	2
Ivresse	2
Phthisie avancée	1
Catarrhe pulmonaire chronique	1
	13

Enfin deux hommes sont sortis le lendemain de leur entrée. Malgré des recherches actives je n'ai pu ni les retrouver, ni même trouver quelqu'un qui les connût ;

les adresses étaient inexactes en tout point, même l'indication de la rue.

Voici maintenant une liste qui pourrait s'ajouter aux cas intérieurs :

Chloro-anémie	1
Métrite chronique	1
Gommes syphilitiques	1
Ostéite des os du bassin	1
Embarras gastrique	1
Affection cardiaque	1
Bronchite aigüe	1
Diabète	1
Varioloïde	1
Phthisies (2 morts)	3
Fièvres typhoïdes (3 morts)	3
	15

On a compté comme guéris tous ceux qui sont sortis vivants des salles de cholériques ; mais deux de ces malades sont montés dans d'autres salles pour y mourir, l'un, de pneumonie lobulaire, au cinquième jour ; l'autre, de gangrène pulmonaire, le lendemain même de son passage.

Enfin quatre personnes sont entrées deux fois : sur ce nombre il y a deux rechutes ; un autre malade n'en eut que la peur ; enfin la dernière est rentrée pour une complication (apoplexie pulmonaire) qui la fit mourir le lendemain ; nous reverrons cette malade.

RÉPARTITION PAR ARRONDISSEMENTS.

Presque tous les arrondissements de Paris sont représentés par quelques-uns de leurs habitants. Voici les nombres au-dessus de dix.

Arrondissements.	Entrées.	Morts.	0/0 (Cas extérieurs seuls.)
2e (Bourse)............	19	8	42
3e (Temple)............	10	4	40
9e (Opéra).............	34	15	44
10e (Saint-Laurent)......	82	32	39
17e (Batignolles).........	12	10	83
18e (Montmartre)........	200	94	47
19e (Buttes Chaumont)....	52	29	56
Banlieue............	28	12	43

Le dix-huitième arrondissement nous a donc fourni presque la moitié de nos cholériques : 200 sur 461. Ces malades sont répartis inégalement, et si nous les classons d'après les quatre versants de la butte Montmartre, c'est le versant qui regarde l'est, du côté de la Villette, qui nous en fournit le plus.

		Morts.	
1o Est, du côté de la Villette........	91	44 — 48	p. 100.
2o Sud, du côté de Paris............	63	32 — 51	»
3o Ouest, du côté des Batignolles....	15	7 — 47	»
4o Nord, du côté de Saint-Denis.....	28	10 — 36	»
5o Plateau..........................	3	2	

La mortalité est donc un peu plus grande au midi. La commission de 1832 était déjà arrivée au même résultat, mais elle n'en voulut rien conclure, parce qu'en temps ordinaire il en est de même. D'ailleurs notre nombre de malades est trop faible : ainsi il résulte de différentes communications que le versant nord et la plaine qui y fait suite ont été fort éprouvés, et nous nous n'avons que 10 morts sur 28. Enfin il y a toujours un peu d'arbitraire dans le classement des rues.

Aucune rue ne nous a envoyé un grand nombre de malades. Que dire, en effet, de la Grande-Rue de la Chapelle qui nous en a envoyé 12, quand on sait qu'elle a 185 numéros? Quelques-unes ont cependant été assez maltraitées et néanmoins ne nous ont fourni qu'un nombre assez restreint de malades. Voici un petit tableau :

Rues perpendiculaires à la Seine (du nord au sud.

			Morts.
Grande-Rue de La Chapelle......	12	—	4
Rue de Chabrol.................	5	—	4
Rue Affre......................	6	—	3
Rue des Poissonniers............	7	—	
Chaussée de Clignancourt........	6	—	3

Rues parallèles à la Seine : (de l'est à l'ouest).

Rue du Bon-Puits...............	7	—	2
Rue Doudeauville...............	6	—	2
Rue Marcadet...................	9	—	6
Boulevard de La Chapelle........	10	—	4
Rue de la Goutte d'Or..........	5	—	4
Rue Polonceau..................	7	—	4

Une remarque générale qu'on peut faire sur ces différentes rues, c'est que la mortalité y est en rapport direct avec les conditions de salubrité; il en est certainement ainsi pour la rue Polonceau dans sa partie ouest et pour la rue des Poissonniers dans sa partie déclive du côté nord. Dans mes recherches des malades, j'examinais de loin les maisons et je remarquais celles d'apparences les moins satisfaisantes; rarement je n'y retrouvais pas quelqu'un de nos malades.

DES AGES ET DES SEXES.

L'expérience des autres épidémies nous avait appris :

1° Que les deux extrêmes de la vie sont les plus éprouvés (de 70 à 100 0/0) ;

2° Que la mortalité ne descend plus au-dessous de 50 0/0 que jusqu'à l'âge de 25 ans ;

3° Qu'au-dessous de cet âge jusqu'à celui de 15 ans elle atteint encore de 30 à 40 0/0 ;

4° Enfin qu'il y a presque égalité d'atteintes entre les sexes, mais mortalité plus grande sur les femmes.

Voici les résultats de cette année :

AGES.	HOMMES.		FEMMES.		RAPPORT à 100 (Morts).
	Entrées.	Morts.	Entrées.	Morts.	
De 1 an à 5 ans.	2	2	3	»	»
De 6 ans à 10	2	2	2	»	»
De 11 à 15	7	2	9	3	31 0/0
De 16 à 20	26	10	20	8	39
De 21 à 25	51	13	60	33	41
De 26 à 30	38	15	42	26	51
De 31 à 35	30	9	21	11	39
De 36 à 40	28	12	26	15	50
De 41 à 45	25	12	17	10	52
De 46 à 50	30	15	12	9	57
De 51 à 55	11	9	11	5	64
De 56 à 60	5	1	12	9	59
De 61 à 65	14	11	7	6	81
De 66 à 70	2	2	5	3	71 (1)
De 71 à 75	4	3	1	1	80 (2)
De 76 à 80	»	»	1	1	100
	275	118	249	140	

(1) La Vᵉ Chartier est une erreur de diagnostic ; en la retranchant, la mortalité serait de 83 p. 100.

(2) Le nommé Capel (74 ans) devrait être retranché pour le même motif, et la mortalité monterait à 100 p. 100.

Voilà donc 140 femmes mortes sur 249 d'atteintes, c'est 56 0/0, tandis que pour les hommes la proportion n'est que de 43 0/0. Donc différence minime entre les sexes pour le nombre des cas (26) et mortalité plus grande sur les femmes : c'est comme en 1854.

Les limites de la mortalité au-dessous de 50 pour 100 semblent reculées jusqu'à l'âge de 40 ans : puisse ce résultat être constaté dans le relevé général ! Ce serait un signe de plus de la diminution de malignité du choléra ; nous en verrons d'autres preuves.

ÉTAT CIVIL.

Il n'y a rien à dire sur l'état civil des malades. S'il y a plus de célibataires (332) que de gens mariés (135) il y a encore bien moins de veufs (59); d'ailleurs la plupart des premiers vivent comme s'ils étaient réellement établis. Ce fut même une difficulté pour retrouver les ouvrières dont on connaissait peu le nom légal. Parmi les veufs, 2 hommes et 7 femmes le doivent à cette épidémie.

PROFESSIONS.

Celles dont la mortalité dépasse 50 pour 100 sont :

Chiffonniers................	66 p. 100	(6 sur 9)
Forgerons et leurs frappeurs.	66 »	(4 sur 6)
Femmes de ménage.........	66 »	(6 sur 9)
Domestiques................	58 »	(37 sur 64)
Blanchisseuses, etc.....	55 »	(10 sur 18)

La mortalité des domestiques ne serait que de 47 pour 100 sans les cas intérieurs. Ces derniers sont pour elles au nombre de 22, dont 17 mortels, savoir : 5 fièvres typhoïdes, 3 varioles, 4 accouchements ; divers, 5. Voici encore d'autres nombres.

Journaliers........	52	Morts	26
Couturières........	28	»	14
Cordonniers	15	»	5
Terrassiers.........	15	»	7
Cuisiniers..........	14	»	7
Lingères...........	11	»	5

Faut-il signaler un porteur des pompes funèbres pris subitement au milieu de ses fonctions ? Le cas est douteux.

Signalons enfin les 6 infirmiers ou infirmières attachés aux cholériques, 2 gardes-malades ; nous en reparlerons.

J'ai rectifié à domicile bon nombre de désignations données par les malades, parce qu'ils ne les exerçaient plus depuis plus d'un an. Ainsi l'un se donne comme graveur de cristaux, tandis que l'alcoolisme l'a réduit à se louer à tant l'heure pour n'importe quoi ; un autre se donne comme peintre, et il est afficheur ; quatre femmes en avaient d'inavouables ; toutes quatre sont mortes.

ÉPOQUES DES DECÈS ET DES SORTIES.

I. DÉCÈS.

La mort a presque toujours eu lieu dans les cinq premiers jours. Excepté 2 femmes, tous ceux qui devaient mourir l'étaient le treizième jour. De ces 2 femmes, mortes à une époque plus tardive, l'une a succombé le trente et-unième jour à une fièvre puerpérale après un avortement causé par le choléra; l'autre, le trente-quatrième jour, après une récidive compliquée d'angine diphthéritique avec albuminurie.

Voici le tableau :

	CAS EXTÉRIEURS.				CAS INTÉRIEURS.			
	Hom.	Fem.	Total	0/0	Hom.	Fem.	Total	0/0
Le 1er jour.	30	28	58	27	5	12	17	36
Le 2e —	37	29	66	31	3	12	15	32
Les 1er et 2e réunis.	»	»	124	59	»	»	32	68
Le 3e jour.	9	12	21	10	»	2	»	»
Le 4e —	9	10	19	9	»	2	»	»
Le 5e —	13	9	22	10	»	2	»	»
Au delà.	9	16	25	»	3	6	»	»

Pour comparer ces résultats avec ceux de 1854 il faut réunir tous les cas :

	1865.		1854.	
Le 1er jour..........	75	29 0/0	166	65 0/0
Le 2e —	81	31 »	16	6 »
Les 1er et 2e réunis..	156	60 0/0	182	71 0/0

La mort aurait donc été moins rapide encore qu'en 1854.

Je trouve cependant un fait contraire à cette assertion générale. Si nous appliquons à nos décédés (258) la règle tracée par M. Blondel, inspecteur de l'administration générale de l'Assistance publique (Rapport de 1854, p. 85), nous trouvons cette durée moyenne de leur séjour :

(867 journées de malades divisées par 258 morts) :

En 1865 : 3 jours, 8 heures, 39 minutes, au lieu de
En 1854 : 3 jours, 12 heures, 50 minutes.

Différence en moins..... 4 heures pour 1865. La mort a donc eu lieu 4 heures plus tôt cette année.

Voilà deux résultats contradictoires que je n'ai pu concilier ni rectifier malgré tous mes efforts; il y a là une cause d'erreur qui m'échappe. J'ai cependant vérifié ma manière de calculer en l'appliquant aux données de l'année 1854, et mes résultats étaient en concordance parfaite avec ceux du rapport.

Les cas extérieurs mortels donnent un total de 702 journées de malades, et celles-ci, divisées par les 211 morts de cette catégorie, produisent comme durée de séjour :

3 jours, 7 heures, 50 minutes.

Les cas intérieurs mortels donnent 165 journées, qui, divisées par 47 morts de cette catégorie, produisent comme durée de séjour :

3 jours, 12 heures, 15 minutes.

On croirait à l'inverse bien plus facilement, c'est-à-dire à la mort plus rapide des cas intérieurs. Ce résultat est dû au décès beaucoup plus rapide des hommes venus de l'extérieur; au nombre de 107, ils n'ont produit que 309 journées, tandis que 104 femmes ont vécu 393 jours, ce qui donne proportionnellement 95 jours de moins que pour eux.

La même règle appliquée aux 515 journées passées par nos 140 femmes décédées donne :

3 jours, 16 heures, 17 minutes de séjour à l'hôpital.

Pour les hommes, on obtient (352 : 118) :

2 jours, 23 heures et 35 minutes

Ce résultat un peu inattendu vient d'être expliqué; les hommes venus de l'extérieur sont morts vingt et une heures plus tôt que les femmes.

II. GUÉRISONS.

La guérison des cas extérieurs se répartit surtout du sixième au seizième jour.

	Hommes.	Femmes.
Le 2e jour	9	1
Le 3e »	11	2
Le 4e »	6	2
Le 5e »	7	2
Le 6e »	13	5
Le 7e »	12	7
Le 8e »	19	4
Le 9e »	11	4
Le 10e »	8	8
Le 11e »	9	9
Le 12e »	12	9
Le 13e »	11	3
Le 14e »	4	7
Le 15e »	6	4
Le 16e »	2	7
Au delà.......	13	23
Jusqu'au.......	44e jour	55e jour.

Les sortants du deuxième jour sont ainsi composés :

6 erreurs de diagnostic, dont 3 vont dans d'autres services, 1 malade pris dans la rue par les accidents, que sa mère retrouve chez nous et qu'elle emmène pour le faire soigner chez elle; 1 rhumatisant, devenu cholérique et entré presque convalescent, qui monte dans un autre service pour récidive de son rhumatisme.

Enfin 2 cholérines légères : l'un sort effrayé de la scène dont il est le témoin et reste huit jours malade chez lui, l'autre reprend son travail de suite.

Sorties du troisième jour.

Il y a 4 erreurs de diagnostic, dont 2 vont dans d'autres services; 2 malades pris de pneumonie comme complication sont transférés ailleurs; 1 autre, entré presque convalescent, obtient son exeat; 1 autre est emmené par sa femme pour être soigné chez lui; 3 cholérines légères; puis un infirmier, qui reprend son service; enfin un malade sur lequel je n'ai pas de renseignements.

Sorties du quatrième jour.

Comptons 2 erreurs de diagnostic, dont l'une monte dans une autre salle; 1 infirmier; 4 choléras légers (2 vont aux Ménages); enfin un malade, un calculeux, qui exige son exeat.

Sorties du cinquième jour.

Il y a une erreur de diagnostic; la malade sort et rentre le même jour pour une variole arrivée à sa période d'éruption. La voici :

Femme *D*....., 39 ans, journalière.

Elle entre le 9 novembre accusant de la diarrhée depuis dix jours, quelques nausées, sans vomissements depuis la veille. Céphalalgie vive.

Le 10. Elle se plaint de la tête, de l'estomac. Langue

saburrale; pouls, 120; figure un peu altérée; pas de vomissements; 2 selles vertes.

Le 11. Une épistaxis abondante et une perte utérine surviennent. Douleurs dans les reins; pouls à 112; pas de vomissements; 2 selles vertes.

Le 12. Agitation la nuit dernière; l'épistaxis revient; vomissement d'un grand ascaride lombricoïde; pouls, 104.

Le 13. Elle demande son exeat, parce qu'elle se trouve bien. Exeat.

Le jour même elle rentre à la salle Sainte-Joséphine; l'éruption avait commencé à midi. Guérison.

Les autres malades sortis ce jour-là n'eurent qu'un choléra léger; il en est un cependant qui fut obligé de rentrer à l'hôpital.

Une nourrice âgée de 30 ans, à Paris depuis quinze jours, mérite une petite mention spéciale. Elle allaitait un enfant de 15 jours et cachait qu'elle eût de la diarrhée depuis deux jours; l'enfant fut atteint de suite après elle, soigné d'abord à Paris, puis conduit à la campagne huit jours après, et enfin il y mourut de méningite. Pour la nourrice, sa convalescence a été rapide, et douze jours après sa sortie elle fut choisie pour allaiter un autre nourrisson.

Nous avons reçu 12 nourrices dans nos salles, 5 furent sauvées; chez 2 seulement la sécrétion lactée ne s'est pas arrêtée.

A partir du sixième jour, les sorties se succèdent en assez grand nombre, surtout chez les hommes.

MALADES SORTIS APRÈS LE SEIZIÈME JOUR.

Ils sont au nombre de 36 (13 hommes et 23 femmes).

Sur ce nombre 7 avaient eu des accidents spéciaux :

Savoir... { 2 des selles dysentériques,
3 avaient avorté.
2 eurent une récidive légère.

7 avaient été atteints de complications :

2 angines (pultacée, pharyngienne et tonsillaire).
1 Bronchite.
1 Pleurésie.
1 Otorrhée purulente, surdité ; éruptions variées.
1 Divagation, délire simple.
1 Angioleucite suppurée du membre inférieur.

9 autres sont allés dans d'autres salles pour des maladies antérieures ou nouvelles :

2 Fièvres typhoïdes, dont une débute pendant la convalescence.
3 Phthisies qui se sont agravées.
1 Variole.
1 Érysipèle de la face.
1 Rhumatisme articulaire aigu récidivant.
1 Céphalée extrêmement vive. — (Migraine vertigineuse sur la pancarte.)

Enfin 13 malades ont eu une convalescence longue à s'établir, lente dans sa marche.

Parmi eux, une femme fut atteinte de choléra en entrant en convalescence de varioloïde ; une autre, étant enceinte de 7 mois et demi et n'avorta pas ; une troisième avait été abandonnée quatre jours sans soins ni secours ; chez d'autres, la misère ; chez le plus grand nombre, la manière individuelle de subir la maladie et de réagir contre elle.

2. CAS INTÉRIEURS (16).

Pour ces malades, ce n'est qu'à partir du dixième jour que les sorties se suivent régulièrement jusqu'au vingt-quatrième jour.

3 d'entre eux sont sortis avant le dixième jour, mais 2 sont entrés dans d'autres services, et la dernière est restée grièvement malade chez elle pendant une semaine entière.

Appliquons maintenant à nos malades guéris la règle de M. Blondel pour connaître la durée moyenne de leur séjour. Voici le résultat (3184 journées divisées par 266 guéris) :

En 1865 : 11 jours, 23 heures, 16 minutes, au lieu de
En 1854 : 15 jours, 17 heures, 19 minutes.

La guérison a donc été plus rapide qu'en 1854.

Appliquée aux sexes, nous obtenons pour les femmes (1637 : 109) :

15 jours, 0 heures, 24 minutes,

tandis que les hommes se guérissent (1547 : 157) :

En 9 jours, 20 heures, 29 minutes.

Les cas extérieurs ont obtenu leur guérison (2971 : 250) ;

En 11 jours, 21 heures, 12, minutes

Et les cas intérieurs (213 : 16).

En 13 jours, 7 heures, 30 minutes.

Ces résultats étaient faciles à prévoir.

CHAPITRE II.

MALADES DÉJA ATTEINTS DANS D'AUTRES ÉPIDÉMIES.

Femme *Crétinon,* 36 ans.

En 1832, elle eut une forte cholérine et le vrai choléra en 1849. Cette fois elle en est morte. Toujours malade, incapable d'aucun travail, même de faire son ménage, telle était sa position. De quelle affection souffrait-elle? Son mari n'a pas été capable de me le dire; tous les ans, elle obtenait de passer quinze jours dans une maison de convalescence, et c'était avec un avantage marqué.

La veille de sa dernière maladie elle se sentit une force, une activité inaccoutumées, aida même son mari dans son travail et se croyait guérie. Le lendemain, après son déjeuner, elle perdit connaissance, et à son réveil les accidents débutèrent. Le choléra l'a tuée en 14 heures.

J'ai eu bien des fois à noter ce bien-être général éprouvé par des personnes maladives ou bien portantes, la veille ou le jour même du début de leur choléra.

Veuve *Lauet,* 63 ans, domestique.

Cette malade encourageait ses amis, leur assurait que le choléra n'était pas si terrible, puisqu'elle s'en était guérie en 1849 et en 1854; qu'il suffisait de n'en avoir pas peur. Sa confiance lui a été funeste, parce qu'elle lui a fait braver la maladie et négliger les précautions les plus indispensables. Prise de diarrhée le matin, elle continue son régime ordinaire ; elle vomit son déjeuner, mais elle dîne encore comme elle en a l'habitude. A 11 heures du soir, nouvelle indigestion, puis les vomissements continuent, deviennent incessants, etc. On nous l'amène le lendemain matin, et elle meurt à 3 heures du soir. Ce n'était plus qu'un corps inerte, roulant de tous côtés sur son lit, sans pouvoir se retenir, n'en ayant même pas conscience. Sa santé avait toujours été bonne, sauf de fréquents érysipèles de la face.

Debreuve, 60 ans, frangeuse.

C'est à Vitry-le-Français qu'elle a été atteinte en 1849; elle s'est également guérie cette fois, mais avec un affaiblissement marqué de ses facultés. Cette dame avait fait de nombreuses entrées dans les hôpitaux; elle était sujette à de grandes douleurs rhumatismales, dues aux logements humides qu'elle habitait. Avec cela, vie pénible; car à cet âge on trouve difficilement du travail. Son père est mort à 55 ans d'hydropisie, due à une affection des reins, et sa mère de pneumonie.

Veuve *Gendre*, 48 ans, couturière.

C'est la quatrième fois qu'elle est frappée par le choléra. Le début eut lieu par des vomissements; la diarrhée ne survint que le lendemain, et fut bientôt involontaire; mais les crampes ne se faisaient sentir que lorsqu'elle se remuait. Elle entre au cinquième jour de sa maladie.

A sa convalescence, elle eut une varioloïde, ce qui n'empêcha pas une éruption de pustules d'echtyma.

Cette malade fut toute sa vie sujette à de très-fortes migraines ; elle n'a jamais eu d'autre maladie que des douleurs rhumatismales; ses couches furent toujours heureuses, mais, de 10 enfants, 3 seulement sont vivants. Le choléra n'a eu que de fâcheuses suites pour elle; sa mémoire s'est fort affaiblie, elle oublie son chemin, le motif de sa sortie. Au mois de février, la faiblesse de ses jambes était encore telle, qu'elle ne pouvait lutter contre le vent qui l'arrêtait net; l'appétit était encore capricieux et la soif vive.

Chose singulière, sa fille n'a pas été atteinte par l'épidémie, et cependant elle a soigné sa mère pendant quatre jours pleins. Mais en allant la voir à l'hôpital pendant la convalescence, bien que vaccinée et légitimement, bien que déjà variolée à l'âge de 7 ans, elle gagne une deuxième varioloïde (17 ans).

Femme *Trioche*, 30 ans, femme de ménage.

Malade en 1854, cette dame a été surprise cette fois étant enceinte de sept mois. Il y a encore d'autres causes occasionnelles signalées; ainsi elle n'était à Paris que depuis trois mois, et parconséquent à peine acclimatée, enfin il y avait des chagrins domestiques, de ménage, qui lui étaient fort pénibles. Elle entre, ayant eu une diarrhée prémonitoire de huit jours au moins. La convalescence fut longue, car la malade n'est sortie que le vingt-cinquième jour, et au mois de janvier sa santé était encore chancelante. Avant cette maladie, elle se portait assez bien, tout en étant assez chétive. Sa mère était morte à 47 ans d'apoplexie.

Femme *L*..... (Louise), 35 ans, domestique.

Déjà atteinte en 1854, elle le fut aussi gravement cette fois.

Les causes occasionnelles sont nombreuses; elle était à Paris depuis deux mois; elle était convalescente de varioloïde, maladie qui la fit immédiatement renvoyer de la maison où elle servait; enfin sa vie avait auparavant été fort accidentée, et c'est le défaut de ressources qui l'avait forcée de se placer domestique.

Le début du choléra fut subit, sans diarrhée prémonitoire; la malade entrée au neuvième jour, a vu sa maladie entravée par du muguet, de la gastralgie, des contractures douloureuses, du cauchemar qui la privait de sommeil. Ses couches furent toujours pénibles, toujours signalées par des abcès mammaires; à la dernière elle fut six mois à se remettre. Son état général à sa sortie était celui d'une chlorotique; aussi est-elle partie en province terminer sa convalescence.

Boulanger, 37 ans, afficheur.

Il n'a pas été longtemps malade; les vomissements le prirent en pleine rue à deux heures du soir, et à dix heures il expirait.

En 1849, il avait déjà été atteint aussi inopinément, sans diarrhée prémonitoire; sa santé était excellente et comme antécédents, sa sœur m'a signalé des fièvres intermittentes contractées en Italie et qui furent longues à disparaître, enfin une pleurésie un an auparavant.

C'est l'alcoolisme qui explique probablement sa mort aussi rapide, l'ivresse produite par l'absinthe; pour lui cette liqueur malfaisante était son sauveur; il la prenait sous toutes les formes et sous tous les prétextes. Aussi, à peine se fut-il senti atteint, qu'il y recourut, et on sait avec quel succès.

Son père est mort à 62 ans d'une maladie de foie, et sa mère, à 55 ans, des suites d'une attaque d'apoplexie.

Hepp, 42 ans, briquetier.

Celui-ci est un ivrogne qui a le choléra pour la troisième fois.

Après deux jours de diarrhée prémonitoire, les accidents éclatèrent avec violence : les selles furent de suite involontaires, les crampes excessives. Mort au bout de 1 jour et demi. Mais quatre jours sur sept il était ivre ; ses mains tremblaient déjà de trop pour lui permettre de confectionner ses briques avantageusement !

Bermant, 48 ans, coiffeur.

Mêmes habitudes que les précédents et misère plus grande encore : il couche sur un amas de copeaux de bois. Le 31 octobre, il avait renouvelé son couchage pour l'hiver, après l'avoir fêté de nombreux petits verres ; à 11 heures du matin les vomissements le prennent, et le lendemain matin il expire.

Les personnes du voisinage ne savaient comment dépeindre ses habitudes de boisson du mardi au samedi.

En 1854, il avait déjà été atteint.

Fontaine, 37 ans, terrassier.

En 1849, il fut légèrement atteint et perdit 6 de ses enfants sur 10. Cette fois encore il en a perdu un autre, âgé de 11 ans, mais lui, il s'est guéri.

Duchesnois, 37 ans, miroitier.

Surpris au milieu de la rue par les accidents graves, il nous fut amené dans une voiture à bras par des sergents de ville. En 1832, toute sa famille fut frappée; son père et lui, seuls se guérirent.

La maladie fut fort sérieuse, et le malade presque désespéré pendant quatre jours. Les accidents ont débuté sans diarrhée prémonitoire, après huit jours passés trop gaiement. La convalescence fut longue à s'établir, entravée de reprises de diarrhée, faisant craindre une rechute ; puis survint une abondante éruption de furoncles (il en a compté 67), et enfin l'appétit reparut. Au mois de février, il était à peine rétabli.

Jourdais, 40 ans, peintre paysagiste.

Celui-ci est un catarrheux, qui assigne pour origine à cette maladie un naufrage dans la mer d'Azoff en 1855, où son navire, le *Caffarelli*, fut coupé par les glaces. Son choléra fut léger, car dès le sixième jour, la convalescence se déclara franchement.

En 1832, il avait déjà été atteint, mais il ne le fut ni en 1849, bien qu'habitant Toulon, ni en Crimée en 1854.

Dumussy, 46 ans, cordonnier.

Nous reparlerons encore de ce malade intéressant ; disons maintenant qu'il est cholérique pour la quatrième fois. Il fut surpris par les accidents, en pleine rue, en allant porter son ouvrage, le 21 octobre, et s'il entre le dixième jour de sa maladie, c'est pour une complication de broncho-pneumonie, avec paralysie des extenseurs de la main gauche. Deux de ses frères habitaient Paris, mais ils n'ont pas été atteints.

Sa femme l'a soigné dix jours pleins et n'a pas été malade, cependant son existence est devenue bien pénible. Elle est affectée d'un anévrisme de la crosse de l'aorte, qui fait saillie sur le bord droit du sternum, dans le deuxième espace intercostal ; elle ressent de vives douleurs dans le dos, parfois il y a des accès d'étouffement, un peu de dysphagie. Enfin, une bonne voisine, qui l'avait accompagnée chez un médecin, après avoir surpris le secret de ce dernier, avait catégoriquement révélé à cette pauvre femme ce qu'elle avait à espérer. Ainsi, causes morales, épuisement par la douleur, la frayeur qu'elle dut éprouver en trouvant son mari cyanosé, glacé, etc., la contagion directe pendant dix jours, rien n'y a fait, elle n'a pas été atteinte.

Treton, 43 ans, porteur aux pompes funèbres.

Nous reverrons ce malade dans un instant, c'est en 1849 qu'il fut frappé par l'épidémie ; cette fois encore, il s'en est guéri.

Le 15e, c'est le nommé *Bigeard,* âgé de 35 ans, maçon.

En 1854, il fut atteint à la fin d'une pneumonie ; son père le fut également et en mourut. Ce malade est sujet à de nombreux lumbagos, qu'il évalue en moyenne à quinze par année. Ils s'accompagnent d'embarras gastriques et se jugent par des sueurs abondantes. Avec cela il est emphysémateux, et cette maladie l'a forcé d'abandonner, depuis deux ans, son ancien état de scieur de long. Le pouls est déjà irrégulier, l'impulsion cardiaque forte ; enfin l'auscultation fait découvrir un léger bruit de souffle au premier temps, avec maximum à la pointe du cœur.

De 6 enfants, il lui reste une fille de six ans ; les autres sont morts dans leur première année, excepté l'aîné qui ne succomba qu'à l'âge de 8 ans. Notre malade s'est bien guéri.

Enfin *Malon,* 45 ans, cuisinier.

C'est en Afrique, en 1856, dit-il, qu'il a gagné le choléra.

Cette fois encore, il s'est guéri et même sa maladie fut des plus légères. Sa santé était bonne ; comme antécédent, il ne m'a signalé que des fièvres intermittentes tierces en Afrique, puis un ictère à la suite d'une purgation intempestive prise par bravade, enfin une sciatique de courte durée. Mais je dois ajouter qu'il faisait souvent des excès de boisson, et très-souvent.

Outre ces malades, d'autres ont perdu leur père, ou

leur mère, ont vu toute leur famille atteinte dans des épidémies antérieures, mais sans l'être eux-mêmes; je ne puis donc en parler.

Peut-être cette liste serait-elle plus nombreuse, si, dès le début de mes recherches, j'avais interrogé tous les malades à ce point de vue. L'idée de le faire ne m'en est venue qu'après une déclaration spontanée d'un d'entre eux.

Ainsi, sur ces 16 sujets...	11	ont été	atteints	2 fois.
	3	»	»	3 fois.
	2	»	»	4 fois.

La mort ou la guérison n'est pas en rapport avec le nombre des attaques, mais tient à d'autres causes.

Une première atteinte ne préserve donc pas d'atteintes ultérieures. Faut-il croire à une prédisposition spéciale, individuelle? C'est bien possible; car sur ces 16 malades, les seuls dont la santé fut irréprochable ainsi que les habitudes, sont précisement ceux qui en étaient atteints pour la troisième et la quatrième fois.

CHAPITRE III.

RAPPORTS AVEC DES CHOLÉRIQUES.

Je ferai deux catégories : les uns, en effet, intimes ou parents des malades, vivaient avec eux; les autres n'avaient pas de contact avec les malades.

CONTACT DIRECT, IMMÉDIAT.

Plaçons en tête 6 infirmiers ou infirmières (3 hommes, 3 femmes). Des infirmières atteintes, aucune ne l'a été gravement; toutes 3 étaient veilleuses, et 2 furent prises des accidents pendant la nuit.

L'une est restée dix jours malade, mais elle faisait sans cesse des imprudences.

Une autre, infirmière depuis le 10 octobre seulement, fut souffrante pendant cinq jours, encore aidait-elle ses compagnes pendant les deux derniers jours. Voici la troisième.

Viel (Honorine), 36 ans. C'est une ancienne infirmière venue de l'hospice de la Salpêtrière pour ce service spécial ; elle est gastralgique depuis 15 ans et sujette à des contractures du côté droit depuis 1857.

Elle avait de la diarrhée depuis trois jours et n'en disait rien ; le le 28 novembre, elle vomit une fois et n'en accuse que sa gastralgie ; mais les accidents augmentent, elle ne peut plus les cacher, et le 29 on l'installe de force dans un lit. Pouls à 72. Sitôt qu'elle fut couchée, les contractures reparurent dans la jambe droite. Glace, opium 0,05 en cinq pilules; vésicatoire à l'épigastre.

Le 30. Hier elle a eu de nombreux vomissements ; mais ce qui l'épuise ce sont les contractures douloureuses de sa jambe. État nerveux, surexcitation ; elle rit et pleure à la fois. Frictions avec huile de camomille camphrée, poudre et extrait de belladone 0,05, en deux pilules à prendre matin et soir.

Le 1er décembre. La contracture de la jambe est extrême ; le pied est dans l'extension forcée, un peu incliné en dedans. La chaleur du lit augmentant l'intensité du spasme, on lui permet de se lever; le poids du corps servira encore à le vaincre.

Le 2. Même état, mais pendant la nuit seulement ; un bandage roulé est énergiquement appliqué et la belladone est continuée.

Le 3. La malade ne se plaint plus de rien ; la constriction exercée l'a guérie, dit-elle.

Le 5, elle reprend ses fonctions.

Pendant toute la durée de la maladie, le pouls n'a varié que de 72 à 80 ; à part les vomissements et un peu de diarrhée au début, on ne voit donc pas beaucoup de symptômes de choléra ; il n'y eut pas de crampes du côté gauche, ni dans les extrémités supérieures.

Nos infirmières n'ont donc pas été sérieusement malades.

Les 3 infirmiers n'ont pas été plus gravement atteints; l'un a repris ses fonctions le troisième jour ; l'autre, le quatrième. Le dernier fut six jours en traitement ; depuis dix jours il avait de la diarrhée qui s'arrêta, puis reprit. Mais la fiche du bureau ne le signale pas comme un homme tempérant.

Gardes-malades.

Adonis, (Éléonore), 50 ans, entrée le 28 septembre.

Elle allait le matin à la Chapelle-Saint-Denis soigner une malade. C'est là qu'elle fut prise des accidents, et de là qu'elle fut conduite à l'hôpital. Mais soignait-elle un cholérique? Avec cette indication vague de la Chapelle-Saint-Denis, il était impossible de le rechercher ; personne ne savait même la rue où elle se rendait tous les matins. La malade était affectée d'un squirrhe ulcéré du sein, et à son entrée elle avait de la diarrhée depuis un jour.

Veuve *P*..... (Victoire), 47 ans.

Cette dame en était à sa première garde, au moins à la Maison municipale de santé ; elle veille pendant douze jours une apoplectique, qui fut prise à la fin d'accidents cholériques. La malade morte, la garde rentre chez elle, et au bout de trois à quatre jours le choléra l'atteint, et la tue le cinquième jour.

Il y a des causes adjuvantes morales. Sa vie était devenue bien accidentée depuis quelque temps, sa famille avait cessé de la voir et elle en éprouvait un profond chagrin; enfin, si la misère n'était pas encore arrivée, elle était bien imminente.

Plaçons ici un porteur des Pompes funèbres.

Treton (Jean-Pierre), 43 ans, entré le 1er novembre.

Il ne remplit ces fonctions que comme auxiliaire et depuis le 10 octobre; son premier état fut celui de tourneur en optique. En 1860, il fut obligé de le quitter, à cause de la faiblesse de ses yeux et de ses attaques d'épilepsie qui se rapprochaient de plus en plus; ces dernières ont débuté après la mort de sa fille en 1852; jusque-là il n'avait eu que du vertige épileptique. Il entra alors à l'hospice de Bicêtre comme infirmier et y fut soigné pour sa maladie à différentes reprises. Le 1er novembre, en remplissant ses fonctions, il fut frappé tout à coup. N'était-ce pas une nouvelle attaque? c'est bien probable, car il n'a conservé aucun souvenir de ce qui s'est passé, et quand il reprit connaissance, il était dans une voiture qui le transportait à l'hôpital Lariboisière. Il avait alors de la diarrhée depuis quinze jours et des vomissements un peu plus fréquents depuis un ou deux jours; car le malade fait remarquer qu'ils lui sont habituels, surtout le matin. A l'hôpital, il eut quelques crampes.

Entré le 1er novembre, il est sorti le 6; son état ne fut jamais grave ni inquiétant.

J'ai déjà dit qu'en 1849 il avait eu le choléra; sa convalescence avait été longue, puisqu'il lui fallut sept semaines de soins chez lui, puis deux mois de campagne. Cette fois, il reprit son travail de suite, mais il ne pût le continuer que pendant onze jours, ses forces le trahissant et le service étant encore trop actif, à ce moment de l'épidémie. Depuis, sa position s'est encore aggravée : l'appétit est plus diminué, les vomissements plus fréquents, la vue plus troublée et la faiblesse telle, qu'il en est réduit à tourner une roue dans une fonderie. Quand je l'ai revu chez lui, il avait les jambes empâtées de varices, le pouls petit, irrégulier avec des intermittences, un bruit de souffle sans maximum bien déterminé, enfin les râles du catarrhe dans les deux côtés de la poitrine.

Il est le seul survivant de sa famille; son père est mort des suites d'un accident; sa mère, d'hydropisie à la suite de sa dernière couche; enfin 1 frère et 2 sœurs sont morts avant l'âge de 1 an.

Abordons maintenant les familles.

Le 1er octobre, il entre à la fois le nommé *Fontaine*, terrassier, âgé de 37 ans; sa femme, couturière, âgée de 43, et leur fille de 11 ans.

Deux autres enfants ont été épargnés, l'aîné et le plus jeune.

Un frère du mari est mort aussi à Clichy du choléra; mais je ne puis dire s'il vivait encore avec eux. Nous avons déjà dit qu'en 1849, le chef de la famille avait perdu 6 de ses enfants, après avoir été légèrement atteint lui même.

C'est le 27 septembre que le père fut pris des accidents, sans diarrhée prémonitoire, puis 12 heures après ce fut le tour de l'enfant et enfin la mère fut atteinte le 1er octobre. L'enfant seule est morte.

Les conditions de santé de cette famille étaient loin d'être bonnes. Ainsi le père était atteint de phthisie pulmonaire; à l'auscultation des sommets des poumons on entendait des craquements humides à gauche et à droite; mais les lésions étaient plus avancées du côté droit, car il y avait encore de gros râles humides et en faisant tousser le malade, on entendait du gargouillement. En 1862, il était entré à l'Hôtel-Dieu pour une pleurésie qui nécessita la thoracentèse; de chaque côté du cou, il portait de nombreuses cicatrices de ganglions scrofuleux.

La misère était profonde : le père, la mère, les enfants couchaient par terre sur de la paille; mais c'était le fruit de l'insouciance, du défaut d'ordre des parents. La veille du jour où la maladie se déclara, le père et la mère étaient ivres; les voisins, tout en entendant des va-et-vient, des efforts de vomissements, ne connurent pas d'abord ce qui venait de les frapper; « nous avons cru qu'ils rendaient ce qu'ils avaient pris de trop. » Tout le monde se refusait à les loger, et après la mort de son mari, la femme moins estimée que lui, fut obligée de retourner en Belgique avec ses enfants. Avec les nombreux secours qu'ils recevaient, avec leur gain journalier évalué a 8 francs, une misère semblable était impossible, s'il y eût de l'ordre dans la maison.

Parmi les renseignements donnés au bureau, il en est un d'inexact. La femme Fontaine fit inscrire qu'ils étaient à Paris depuis 15 jours, venant de Belgique. Ils venaient de Clichy depuis le terme précédent, mais personne de la famille n'avait quitté le pays depuis longtemps.

Quant au chef de la famille, après être sorti le 12 octobre avec sa femme, il rentre 7 jours après à la salle Saint-Jérôme pour une pneumonie; il sort le 18 novembre, mais pour rentrer 9 jours plus tard et meurt le 1er décembre des progrès de sa phthisie.

Le 3 octobre, le nommé *Lefèvre* conduit à l'hôpital trois

de ses enfants, une fille de 13 ans et deux jeunes garçons, l'un de 15, l'autre de 14 ans.

Pendant le transport de ses enfants, la mère tombe malade, puis le père, quelques jours après. Deux autres enfants étaient déjà morts, une petite fille de 18 mois et un petit garçon de 8 ans 1/2; seuls, les aînés n'ont pas été atteints (18 et 15 ans).

C'est le 24 septembre que la petite fille tombe malade, on l'enterre le mardi, et son frère le jeudi. Le dimanche suivant les trois autres tombent malades après 2 jours de diarrhée prémonitoire, dont ils n'avaient pas même parlé; la mort de leur frère ne les avait ni éclairés, ni effrayés.

Les deux jeunes garçons se sont guéris, la fille est morte; elle était souffrante depuis quelque temps d'une maladie de peau; dans le voisinage on la disait « remplie d'humeurs. » Entrée le 3 octobre à midi, elle mourait le lendemain à 5 heures du matin.

La convalescence a nécessité 2 mois chez le plus âgé de nos malades, et un mois pour l'autre. La mère n'a présenté qu'un peu de surdité, elle s'est rapidement rétablie.

Les conditions hygiéniques étaient peut être peu satisfaisantes : 9 personnes confinées dans un petit local humide, au rez de chaussée.

Le 7 octobre le même brancard apportait à 11 heures du matin la femme *Moreaux*, 29 ans, couturière et sa fille de 3 ans 1/2; celle-ci était malade depuis 3 jours et la mère, depuis le matin même.

Ils étaient à Paris depuis 15 jours, venant du département de l'Aisne. La mère est morte le 10 octobre; son enfant s'est guérie.

Ici la misère était profonde; la nourriture de cette pauvre famille ne consistait qu'en du pain, quelques légumes.

Le père et son fils ne furent pas assez malades pour être forcés d'entrer à l'hôpital, et ils se hatèrent de quitter Paris.

Le 10 octobre sont entrés la *Veuve Perrin*, journalière, âgée de 35 ans et un de ses fils, âgé de 8 ans.

La famille se composait de la mère et de 6 enfants; le père était mort depuis 10 mois, de phthisie pulmonaire. Les enfants s'échelonnaient ainsi: 13, 9, 8, 4, 3 ans, 7 mois. Enfin 6 semaines auparavant la veuve avait été atteinte de fièvre typhoïde et sa convalescence n'était pas encore terminée. Quant à l'enfant, il dépérissait depuis quelques mois et toussait beaucoup. Nos deux malades sont morts le lendemain de leur entrée.

Le choléra de la mère éclata subitement, sans diarrhée prémonitoire; le fils au contraire, eut 5 jours de diarrhée auparavant.

Les 5 autres enfants ne paraissent pas avoir été atteints; je n'en suis cependant pas absolument certain, puisque je n'ai pu en interroger qu'un seul; les autres étaient placés de différents côtés, et je n'ai pu savoir leurs adresses.

Le 12 octobre, nous voyons arriver à la fois : la femme *M*......., blanchisseuse, âgée de 34 ans, sa fille de 8 ans, un jeune garçon de 10 ans, enfin un petit enfant de 14 mois : en un mot tous ses enfants.

De cette famille, il ne reste que la petite fille sortie de l'hôpital 13 jours après. La mère est morte le lendemain de son entrée à 2 heures du matin, après 30 heures de maladie et ses deux autres enfants, l'un le surlendemain, l'autre le cinquième jour.

La femme était estimée, propre, économe, élevant sa famille avec le plus grand soin. On n'assigne qu'une cause à sa maladie : des émotions morales. Voulant quitter son logement, rue Fontaine-du-But, elle avait loué dans une des rues qui entourent le cimetière Montmartre. En visitant son logement pour en préparer les dispositions, elle fut saisie de peur en voyant d'abord sortir deux cercueils de la maison où elle allait entrer, puis défiler en peu d'instants devant ses fenêtres, une série de corbillards se rendant au cimetière. La panique la prend, elle refuse d'entrer en jouissance, abandonne l'argent versé d'avance et va louer loin de là, rue Marcadet, un nouveau logement. Le 8 octobre, elle déménage; mais ici nouveaux déboires! Le mari, un peu adonné à la boisson, était irrité de l'argent perdu, et sa femme en pâtit. Il y eut des scènes pénibles entre lui et le propriétaire qui s'interposait; le mobilier fut en partie brisé, etc., etc.

Trois jours après, les accidents éclatèrent, sans diarrhée prémonitoire; pour les enfants, elle avait commencé le matin même.

La mère jouissait d'une excellente santé; la veille encore elle avait lavé le linge de la famille et ne s'était plaint de rien. Le petit garçon de 10 ans était également bien portant, actif; il aidait sa mère dans les détails du ménage et soignait son jeune frère. Ce dernier paraissait noué, suivant l'expression populaire, et l'opinion générale, c'est que c'était un enfant qui ne vivrait pas.

Le 13 octobre, à quatre heures du soir, il entre un *homme d'affaires*, âgé de 41 ans. Sa femme l'accompagne, puis rentre chez elle et se couche. A huit heures, elle appelle à son secours, part de suite pour l'hôpital, où elle entre cinq heures après son mari. Une heure après, ce dernier meurtet le lendemain sa femme expire à neuf heures du soir. Voici maintenant les antécédents :

Le mari était malade depuis l'avant-veille avec diarrhée et vomissements; les crampes ne survinrent que la veille. Mais le choléra n'a frappé là qu'un homme condamné depuis longtemps, et arrivé à la troisième période de la phthisie pulmonaire. Enfin l'alcoolisme y a joué son rôle habituel; l'absinthe, mêlée à quelque sirop, était la panacée du défunt : ses mains, sa tète tremblaient continuellement. Sa dame avait également de la diarrhée depuis deux jours, mais les vomissements ne survinrent qu'après son retour de l'hôpital. Jamais elle n'avait été malade; on pourrait bien dire qu'elle imitait quelquefois son mari, mais ce n'était pas coutume. Si le ménage vivait, c'était grâce à son travail assidu.

Le 14 octobre, on voit arriver la femme *D.....*, modiste, âgée de 39 ans, et son fils de 18 ans, apprenti tourneur en cuivre. Tous deux venaient du IIe arrondissement; mais il faut ajouter que ce n'était que depuis le 8 octobre qu'ils y demeuraient : ils venaient du XIe arrondissement.

Le reste de la famille se compose du mari qui habite Constantinople la plupart du temps, d'une jeune fille de 14 ans qui ne fut pas atteinte, et d'une enfant de 1 an qui mourut à Montmartre, du choléra, chez et avec sa nourrice.

La mère meurt le lendemain à midi, et le fils sort guéri.

La mère était souffrante depuis quelque temps, et ce fut même là le motif de son changement de domicile; le soir, en sortant de son travail, elle avait de la peine à remonter le faubourg du Temple pour rentrer chez elle. Malheureusement, il faut ajouter que l'exemple de son père, mort aliéné par suite d'excès de boissons, ne lui avait pas servi de leçon; les renseignements sont d'une parfaite concordance à ce sujet et son fils lui-même l'avouait avec douleur. Chez elle le début fut brusque, sans diarrhée prémonitoire.

Son fils était malade déjà depuis douze jours au moment de son entrée; il eut plus de nausées que de vomissements, enfin les crampes furent à peine marquées dans les extrémités. Il se rétablit promptement, puisque quatre jours après il descendait dans les salles de convalescence; mais celle-ci fut de longue durée et nécessita un mois de séjour aux Ménages.

Le 20 octobre, la *femme B.....*, âgée de 32 ans, entrait avec son fils de 2 ans et demi.

Celui-ci était malade depuis deux jours : diarrhée, vomissements et crampes. Le 20 octobre, à quatre heures du matin, la mère est prise de diarrhée, tombe sans connaissance, puis surviennent les autres symptômes. Transportée à neuf heures du matin, elle meurt à deux heures du soir, après dix heures de maladie seulement; son fils a survécu jusqu'au troisième jour.

Ici la misère, le chagrin, la peur sont intervenus..

Le mari et sa femme tenaient un établissement qu'ils avaient dû abandonner cinq jours auparavant; ils ne pouvaient même faire blanchir le linge de la famille, puisqu'après la mort de nos deux malades, 160 pièces de linge furent trouvées accumulées dans des paniers : l'air de la chambre en était infecté. Dès que la mère vit son enfant malade, elle fut prise de tremblements nerveux, d'effroi; elle osait à peine l'approcher, et cependant elle le soignait.

Enfin, elle était enceinte de 6 mois.

De la famille, il reste le père et une petite fille de 5 ans, qui ne furent atteints ni l'un ni l'autre.

Le 30 octobre, entrent la *veuve Jarrige*, journalière, âgée de 41 ans et sa fille Marie, âgée de 2 ans.

La famille se composait auparavant du père âgé de 47

ans, journalier et de 2 autres enfants, 2 filles, l'une de 10 ans, l'autre de 6 ans. Le père fut frappé le premier après dix jours de diarrhée prémonitoire et mourut le troisième jour. Après lui, ce fut la deuxième de ses filles, puis la mère, puis la plus jeune des enfants. L'aînée n'y échappera pas; transportée au dépôt des hôpitaux, pendant la maladie de sa mère, elle y tombe malade presqu'à son arrivée.

Le père seul est mort; la mère et sa fille sont sorties le onzième jour. La mère eut près de huit jours de diarrhée prémonitoire, qui débuta de suite après la mort du mari ; l'enfant de 6 ans ne l'eut que pendant deux jours; la plus jeune pendant trois jours, et l'aînée n'eut que de l'anorexie pendant quelque temps. La santé de la veuve était assez bonne; mais il faut dire qu'en 1861 elle fut opérée à l'Hôtel-Dieu, par M. Foucher, chirurgien des hôpitaux et professeur agrégé de la Faculté, pour une tumeur blanche du pied, et y subit une amputation que j'ai crue médio-tarsienne; peut-être le scaphoïde a-t-il été conservé ! En voici les suites ; pendant 1 an, elle ne put marcher qu'avec des béquilles ; au bout de ce temps, elle en laissa une et enfin six mois après, elle se contenta d'une canne solide. Mais au mois de mars de cette année 1866, la marche était toujours pénible, douloureuse; le moignon et la jambe s'œdematient souvent; enfin en tout temps elle s'y plaint du froid et ne peut les réchauffer. Cette infirmité, qu'elle supporte courageusement du reste, force la famille à habiter un rez-de-chaussée, qui malheureusement est de plus humide, inégal, en contre-bas du sol.

Son attaque de choléra ne lui a laissé aucune suite fâcheuse; l'appétit était bon, les forces revenues, et n'était son moignon, elle pourvoirait courageusement aux besoins de sa famille dont elle est le seul soutien maintenant.

Mais il n'en est pas de même pour l'enfant ; le choléra paraît avoir déterminé l'évolution d'une maladie intestinale ; son ventre avait pris des proportions inquiétantes ; elle était sujette à des alternatives de diarrhée et de constipation, enfin elle maigrissait beaucoup.

Le choléra a donc atteint les divers membres de ces neuf familles.

Simultanément, dans 2 d'entre elles.
Successivement, dans les 7 autres.

Je craindrais d'abuser de la patience et de la bienveillance de mes juges en continuant ainsi l'histoire des 65 autres malades pour lesquels la contagion peut être invoquée. Je n'en ferai qu'une énumération rapide.

Veuve Tanière, 37 ans, journalière.

Son mari est mort la veille au troisième jour de maladie ; il fut pris le lendemain d'un excès de boisson. La veuve n'eut qu'un jour de diarrhée prémonitoire ; elle était atteinte d'une maladie de cœur fort avancée qui l'avait forcée d'entrer plusieurs fois à l'hôpital. Le choléra se déclara le jour de la mort du mari, après qu'elle lui eut fermé les yeux. Il y avait deux enfants présents qui ne paraissent pas avoir été atteints.

De Buschère, 23 ans, journalière.

Elle soignait son mari cholérique depuis quatre jours, quand elle devint malade ; à midi, le jour même de son attaque, elle avait fait son repas habituel, mais elle avait de la diarrhée depuis deux ou trois jours. Elle fut surprise par les accidents vers cinq heures du soir et mourut le lendemain à une heure du matin, après huit heures de maladie. Bonne santé habituelle, puisque jamais elle n'avait été malade. Son enfant de 1 an fut atteint presque même temps et inhumé avec elle.

Le mari a survécu jusqu'au dixième jour.

Enfin, le beau-frère qui les avait soignés fut malade à la suite, mais la femme de ce dernier fut épargnée.

On peut dire que la misère était profonde ici; le logement, humide, étroit, sombre.

Femme Royer, 22 ans, boutonnière.

Accouchée depuis huit mois, elle était enceinte de 1 à 2 mois. Elle tombe malade après avoir soigné son enfant, cholérique depuis deux jours. Après elle, son mari a été légèrement atteint, mais il s'est guéri, tandis que sa femme et son enfant sont morts. La mère avait eu un jour de diarrhée prémonitoire.

Bouillon, 44 ans, domestique.

Devenue malade à la suite de soins prodigués à sa sœur, qui meurt après avoir avorté, cette femme entre avec sa nièce âgée de 10 ans. Cette dernière s'est guérie, mais sa tante est morte le jour de l'entrée ; elle avait eu dix jours de diarrhée prémonitoire, et elle était entrée au quatrième jour de la maladie confirmée.

Femme Bezancenet, 69 ans.

Son gendre est mort quinze jours auparavant, après trois jours de maladie. Elle est entrée au quatrième jour de la sienne, après quatre jours de diarrhée prémonitoire. Cette dame était sujette à de fréquents étourdissements qu'on rapporte à des congestions cérébrales peu intenses ; elle est morte cinq jours après.

Femme Jacobs, née *Strubutz*, 30 ans, couturière.

Elle avait 4 enfants; l'un âgé de 6 mois, qu'elle nourrissait, tombe malade et meurt au bout de huit jours. La mère est atteinte de suite après ; le père entre à l'hôpital un jour après sa femme ; un autre enfant est mené ensuite dans un hôpital d'enfants ; le troisième fut encore malade ; sur le quatrième je n'ai pas de renseignements. La mère est morte le lendemain, ainsi que l'enfant mené dans un autre hôpital ; le père et le troisième enfant se sont guéris, puis ils sont partis de suite dans leur pays natal (Hollande). L'attaque de choléra fut subite, sans diarrhée prémonitoire et rapportée, quant à son début, à une indigestion occasionnée par des moules, le jour même. Avec cela un peu de boisson, mais rarement : c'était comme moyen préventif contre le choléra ! Enfin la santé du mari n'était pas parfaite ; il passait pour poitrinaire dans le voisinage.

Simon, matelassière, 22 ans.

Cette malade avait soigné son enfant, âgé de 1 ans, et mort le lundi 16 octobre. De plus, la semaine précédente elle avait cardé les deux matelas d'un cholérique décédé, matelas que l'on disait avoir été imbibés complétement, percés par les déjections du défunt. Le jour même de la mort de son enfant, le soir, elle est prise des accidents graves, se remet incomplétement le lendemain, retombe et enfin entre le troisième jour. Elle est morte sans qu'on ait pu obtenir une réaction franche, complète.

Je n'ai pu savoir combien de temps l'enfant fut malade ; la mère accusait un jour de diarrhée prémonitoire.

Champigny, 58 ans, journalière.

Sa fille après l'avoir soignée trois jours fut légèrement atteinte. Les vomissements ne durèrent que huit heures, puis la diarrhée diminua ; reprise des accidents le troisième jour, et mort.

Femme Milan, 63 ans, couturière.

Cette dame est tombée malade le vendredi, 20 octobre, sans avoir eu de diarrhée prémonitoire ; depuis le 10 du même mois, elle soignait son mari gravement atteint ; ce dernier ne vint pas à l'hôpital, et le défaut d'emplacement força les parents d'y faire transporter sa femme ; celle-ci en conçut une vive peine, et c'est à cette circonstance que son mari attribue sa mort. Quoiqu'il en soit, elle nous a présenté dès la première visite un beau type de typhus cholérique, de réaction avec congestion cérébrale, asphyxie, contre lesquelles échouèrent les émissions sanguines. Mort le huitième jour après son entrée. Avant cette maladie, elle était sujette à des congestions subites. Elle était à Paris depuis le 9 octobre, mais elle habitait Romainville avant cette époque (v. p. 180).

Thuelle, 24 ans, blanchisseuse.

Trois jours auparavant elle avait perdu un de ses enfants mort du choléra. La diarrhée la prit de suite et les vomissements survinrent un jour après. Mort le jour même de son entrée, dans l'algidité.

Femme Ledret, 27 ans, brodeuse sur châles.

Ses soins assidus ont sauvé la vie de son enfant, âgé de 9 mois ; mais à la suite de ces fatigues, elle fut atteinte elle-même et mourut huit jours après. Sa santé était chancelante depuis sa dernière couche. Pas de diarrhée prémonitoire.

Femme Martinot, 56 ans, chiffonnière.

Elle avait soigné son gendre quelques jours auparavant et enseveli une femme de ses amies morte huit jours auparavant. Elle-même fut prise de diarrhée trois jours après, et les accidents graves éclatèrent cinq jours après le début de la diarrhée. Mort le lendemain de son entrée.

Chagrins à la suite de la ruine de sa petite fortune; excès de boissons consécutifs.

Femme Roug, 38 ans, chiffonnière.

Sa petite fille de 2 ans et demi fut la première malade de la famille; après sa mort, la mère fut atteinte. Celle-ci nourrissait 2 enfants, l'un de 12 mois, l'autre était une fille plus jeune. La nourriture était malsaine, insuffisante, repoussante. Entrée le 29 octobre, elle est morte le surlendemain dans l'ataxie, le délire. Le pouls était énorme, cérébral; l'intelligence, perdue; la respiration, irrégulière. Tout échoua contre un état si grave!

Veuve Poitrat, 57 ans, concierge.

Son mari était mort depuis sept jours, après deux jours de maladie, quand elle entra à l'hôpital, le jour même du début des vomissements, ayant déjà cinq jours de diarrhée prémonitoire. La réaction ne fut jamais complète, franche; la malade toujours inquiète, toujours agitée demanda son exeat le douzième jour; mais le surlendemain, elle rentrait et mourait en quelques heures d'apoplexie pulmonaire.

J'en reparlerai au chapitre des complications.

Lamoureux, 18 ans, fleuriste.

Toute la famille de cette jeune fille a été atteinte après elle. Ainsi elle entre à l'hôpital le mardi, au huitième jour de sa maladie, après des alternatives d'amélioration et d'aggravation. Le vendredi, une de ses sœurs, âgée de 9 ans, tombe malade, puis la mère s'alite, puis c'est le père, enfin l'aînée des enfants. La mère et sa plus jeune fille furent si gravement atteintes, qu'elles furent administrées; l'aînée de la famille fut la moins malade; elle n'eut guère que de la diarrhée.

Revenons à notre malade; elle n'eut qu'un jour de diarrhée prémonitoire; le jour même du début des accidents graves, elle travaille jusqu'à midi et rentre chez elle; puis une syncope survient et quand elle reprend connaissance, les vomissements débutent. La réaction fut typhique, puisqu'à son entrée à l'hôpital, elle fut placée dans une salle, comme fièvre typhoïde, et y séjourna jusqu'au lendemain à dix heures du matin. Mort le même jour à trois heures du soir. Elle n'avait jamais été malade, mais elle était profondément chlorotique.

Veuve Salomon, 45 ans, couturière.

Son mari était mort du choléra quatre jours auparavant; elle fuit son domicile et vient coucher avec ses deux enfants chez une amie; pendant la première nuit, le mari de cette dernière meurt du choléra; le lendemain, la nouvelle veuve conduit notre malade à l'hôpital, donne sa propre adresse, puis disparaît à son tour; je n'ai pu la retrouver.

A l'entrée, on donna ce renseignement : diarrhée, vomissements et crampes depuis sept heures; il n'y aurait donc pas eu de diarrhée prémonitoire. Mais nous ne savons pas si les enfants ont été atteints ou non, n combien de temps le mari fut malade.

Queunié, 16 ans, cartonnière.

C'est par une suppression de règles que le choléra débute chez cette jeune fille, la veille des accidents; ce jour-là, elle eut deux petites selles semi-liquides, mais l'appétit était bon. Le lendemain elle part à son travail à six heures, rentre à dix heures, puis les accidents éclatent avec violence; à neuf heures du soir, on nous l'amène algide, cyanosée et elle meurt à une heure du matin. Après l'inhumation, la mère fut atteinte, puis le père; celui-ci n'eut que de la diarrhée; tous deux se sont guéris.

Femme Portal, 29 ans, journalière.

La mère et sa fille ont été atteintes; la mère vient mourir à l'hôpital Lariboisière et sa fille part le lendemain à l'hôpital Sainte-Eugénie où elle est morte deux jours après, le même jour que sa mère. Pour la première, il y eut une diarrhée prémonitoire de deux jours.

Bourdelois, 34 ans, laveuse.

Elle était enceinte de trois à quatre mois; après douze heures seulement de diarrhée prémonitoire, les vomissements et les crampes se déclarèrent. Elle entre au troisième jour et meurt le cinquième.

Après elle, sa fille âgée de 12 ans, puis son petit garçon de 8 ans, furent atteints; tous deux se sont guéris; la jeune enfant eut deux jours de diarrhée prémonitoire; les autres accidents survinrent après l'inhumation de la mère. — L'amant ne fut pas atteint, ni la mère de ce dernier.

Femme Rondot, 40 ans, journaliére.

Elle avait soigné et enseveli sa mère (78 ans), morte six jours auparavant; enfin, elle s'était couchée dans les derniers draps dont il fut fait usage pour sa mère sans les avoir fait blanchir. C'est quatre jours après qu'elle se sent un peu mal en train; mais elle fait son repas du soir habituel, et on m'y signale une copieuse salade. La nuit même, tous les accidents éclatent à la fois. Mort dans l'algidité complète.

Sa sœur et le mari de ce dernier ne furent pas atteints, bien que son beau-frère fût déjà bien cachectique; car, il y avait trois ans qu'il était atteint de phthisie pulmonaire. Tous couchaient dans la même chambre!

Duchâtel, 23 ans, journalière.

Elle avait soigné et enseveli son enfant, mort sept jours auparavant.

Le lendemain de cette mort les accidents la prennent, sans diarrhée prémonitoire; la malade m'assure même qu'elle était constipée auparavant. Elle entre à l'hôpital le sixième jour, en même temps que son amant, le père de l'enfant. Ce dernier était malade de la veille et s'est guéri. La mère est morte le lendemain, après nous avoir fourni une preuve de plus de l'inefficacité des saignées et des sangsues dans la réaction avec congestion cérébrale.

Poururet, 23 ans, journalière.

Accouchée depuis trois mois, elle nourrissait son enfant. Deux jours auparavant, son amant était entré à l'hôpital au deuxième jour de maladie; elle fut l'y voir et c'est dans la nuit suivante que les accidents du choléra débutèrent.

Elle mourait le lendemain après douze heures de maladie.

Misère comble.

Veuve Buteau, 70 ans

Deux enfants confiés à sa garde sont morts trois jours auparavant chez elle; le surlendemain, elle est prise de diarrhée, qu'on ne peut appeler prémonitoire, puisque huit heures après les crampes et les vomissements survenaient. Mort immédiate après son entrée, au bout de vingt-quatre heures de maladie.

Tupin, 18 ans, domestique.

A Paris, depuis trois mois, cette jeune fille avait soigné l'enfant confié à sa garde, mais qui ne fut que légèrement atteint. La diarrhée la prit ensuite, dura trois jours, puis le choléra éclata; elle mourut algide, le lendemain à neuf heures du matin.

On ne s'explique pas cette mort; ce que j'ai su, c'est qu'elle avait un profond regret d'avoir quitté sa mère, sans doute par un coup-de-tête, et souvent elle répétait qu'elle était poursuivie par sa malédiction.

Femme Vécale, 28 ans, journalière.

Elle avait soigné trois enfants, morts du choléra dans sa maison, et c'est à la suite, qu'elle-même fut atteinte. Mort.

Femme Guillaume, 25 ans, repasseuse.

Cette jeune femme servit de garde-malade à un jeune homme pendant huit jours; elle le soigna et l'ensevelit après sa mort.

Mais il y a d'autres causes encore : défaut de nourriture convenable, car le choléra débuta par une indigestion occasionnée par des moules (elle en avait fait son repas cinq fois de suite); chagrins domestiques; elle était presque obligée de nourrir son mari, qui la maltraitait.

Il n'y eut pas de diarrhée prémonitoire; tous les symptômes parurent à la fois à trois heures du matin, et le même jour à cinq heures du soir, elle était morte.

Un enfant de 2 ans et demi et le mari ne furent pas atteints; mais elle ne resta malade chez elle que pendant quatre heures.

Fournay, 29 ans.

Elle fut atteinte, après avoir soigné et enseveli une femme de ses amies, morte plusieurs jours auparavant. Mais il faut dire que c'était une alcoolique à un haut dégré, et l'opinion générale est, que c'était une nature épuisée.

Les accidents graves du choléra éclatèrent, sans diarrhée prémonitoire, à sept ou huit heures du matin; le jour même, elle mourut à cinq heures du soir.

Femme Jourdain, 50 ans, journalière.

Nous retrouvons encore ici les mêmes habitudes de boisson que chez la précédente. Comme rapport avec des cholériques, elle servit de garde-malade à un homme qui fut grièvement atteint, mais s'en guérit.

La question de la diarrhée prémonitoire est insoluble; au bureau, elle fut inscrite pour quatre jours; à son lit elle n'en accusa qu'un seul; enfin, a son domicile, on assure qu'elle fut prise inopinément la nuit qui précéda son entrée à l'hôpital.

Mort le quatrième jour.

Veuve Abbat, 65 ans, domestique.

Cette malade avait prodigué pendant huit jours ses soins à une de ses amies, reçu son dernier soupir, et enfin elle l'avait ensevelie. De suite après les cérémonies funèbres, elle fut prise du choléra, sans diarrhée prémonitoire. Elle fut, pour le service, un nouvel exemple de l'inefficacité des sangsues et saignées contre la réaction avec accidents cérébraux.

Chelmail, 16 ans, domestique.

Cette jeune fille avait soigné ses maîtres, malades tous deux, puis une amie de la maison; mais c'est un cas complexe que nous retrouverons au chapitre suivant.

Jacob, 32 ans, palfrenier.

Le mercredi, 3 octobre, il enterre sa petite fille de 1 mois; le lendemain, la mère est atteinte et meurt le dimanche à quatre heures du soir. Notre malade la soigne pendant tout ce temps, l'ensevelit, veille seul près de son cadavre et le lendemain lundi, avant l'inhumation, il est transporté à l'hôpital, où il meurt le cinquième jour. Pas de diarrhée prémonitoire.

De cette famille, il ne reste qu'un enfant de 20 mois, qui fut soustraite à l'épidémie dès le début de la maladie de sa sœur.

On peut bien accuser un travail excessif, joint à des privations volontaires. La mère se lève déjà quatre jours après son accouchement, porte des seaux d'eau, passe une partie de la nuit à travailler. Le mari travaille en proportion. Tous deux se nourrissent à peine suffisamment; jamais ils ne boivent de vin, disant que c'est inutile. Le motif de ces privations et de ce travail excessif? Ils ont acheté des terres dans leur pays, et ils veulent payer rapidement leur dette!

Tricard, 37 ans, ferblantier.

Ce malade avait perdu sa femme, enlevée par le choléra trois semaines auparavant. Ce qui n'est pas moins certain, c'est qu'il faisait souvent des excès de boisson, et quelques jours auparavant, il était rentré ivre à son domicile. Pas de diarrhée prémonitoire. Mort au bout de trois jours et demi de maladie.

Sprittoz, 62 ans, commissionnaire.

Ce vieillard avait soigné sa fille, morte trois semaines auparavant; mais, depuis cette époque, il n'avait pas cessé de s'énivrer tous les jours. C'était sa fille qui le nourrissait, pourvoyait à ses besoins; qu'allait-il devenir? Le choléra n'avait pas été précédé de diarrhée prémonitoire. La mort eut lieu vingt et une heures après le début des accidents.

Malaine, 72 ans, concierge.

Notre malade est un catarrheux, surpris par le choléra la veille de son entrée à dix heures du soir. Sa femme, âgée de 74 ans, était malade depuis trois jours, et cela très-gravement; elle eut le bonheur d'échapper à la mort, mais son mari est mort le jour même de l'entrée à l'hôpital, au bout de vingt-quatre heures de maladie.

Dans la même loge de concierge, couchaient encore la fille de ce vieillard et son mari; tous deux prodiguèrent leurs soins à leur mère, veillèrent dix-huit jours à son chevet et ne furent pas atteints.

Perenet, 27 ans, imprimeur.

Il est soigné pendant un jour par sa femme; celle-ci, enceinte de huit mois, est atteinte dès le lendemain et va mourir chez sa mère à Charonne au sixième jour; le mari est mort un jour avant sa femme, et je sais qu'il avait eu quatre à cinq jours de diarrhée prémonitoire, tandis que sa femme fut prise subitement.

Renders, 22 ans, repasseuse.

Elle perd sa fille, de 18 mois, et l'enterre le lundi, 1er octobre; le lendemain elle tombe malade, entre à l'hôpital le vendredi suivant, avorte d'un mort-né et se guérit; la convalescence a demandé vingt-cinq jours. Son amant n'a pas été atteint; mais on a compté quinze personnes, devenues malades après elle dans la maison.

Ve *Gamblin*, 40 ans, journalière.

Son mari meurt le 5 octobre, après cinq jours de maladie; puis sa fille, âgée de 9 ans, succombe ensuite; enfin la mère est atteinte en dernier lieu; elle eut deux jours de diarrhée prémonitoire, qui survint aussitôt après la mort du mari. Entrée au troisième jour de la maladie confirmée, elle était convalescente trois jours après, et reprenait ses occupations au bout de quinze jours de convalescence. Logement enfoncé sous terre, dans lequel le soleil ne pénètre jamais.

Aron, 12 ans.

Cette enfant fut malade avant son père; elle avait de la diarrhée depuis douze jours, les autres symptômes depuis trois jours quand son père fut atteint. L'enfant vient à l'hôpital Lariboisière, le père va à l'hôpital Saint-Louis; tous deux sont sortis guéris. La famille ne se composait que de ces deux personnes.

Ve Belan, 39 ans, journalière.

La famille se composait du mari, de la femme, de la mère de cette dernière et de trois enfants. Le père est atteint le premier, il meurt le 10, et on l'inhume le 12 octobre. Ce jour-là, la veuve est prise des grands accidents après dix à douze heures de diarrhée, puis la mère, âgée de 66 ans, mais elle ne paraît avoir eu qu'une forte diarrhée. Plus tard encore, une enfant de 10 ans fut atteinte et a succombé. Les deux autres, plus jeunes, furent épargnés.

Le père et sa fille ont été les seules victimes; la mère entrait en convalescence le neuvième jour : celle-ci a été longue, à cause du chagrin qu'elle éprouvait; elle avait perdu son mari après neuf mois de ménage, et l'établissement de ce dernier, par suite les ressources de la famille, était fort compromis par cette mort cruelle.

Fe Kergen, 30 ans, couturière.

C'est après elle que le reste de sa famille est atteint, c'est-à-dire son mari, qui fut à l'Hôtel-Dieu se faire soigner et y resta huit jours, puis ses deux enfants, âgés de 5 et 4 ans.

Le ménage n'avait que de bien faibles ressources, une nourriture insuffisante. La mère tombe malade presque sans diarrhée prémonitoire (six à sept heures), entre le jour même à l'hôpital, et au bout de huit jours, descend à la salle de convalescence.

Fe Leclercq, 33 ans, journalière.

Elle nourrissait son enfant de 10 mois et un autre enfant étranger. Le choléra frappa d'abord son enfant le 6 octobre, puis la mère, trois jours après, sans diarrhée prémonitoire. La mère était convalescente le septième jour et sortait de l'hôpital le quatorzième jour.

Ve Petit, 29 ans, journalière.

Cette malade avait perdu son mari quinze jours auparavant; elle nourrissait deux enfants, le sien de 11 mois et celui d'un étranger (4 mois); son enfant ne fut pas atteint. Le choléra se déclara chez elle après quatre jours de diarrhée prémonitoire, puis la convalescence s'établit le huitième jour, et elle sortait sept jours après. C'est une femme d'une bien vigoureuse constitution; elle reprit ses occupations immédiatement et même l'allaitement de deux enfants; la sécrétion lactée ne s'était pas entièrement arrêtée et redevint bientôt suffisamment abondante.

Fe Boulin, 30 ans, nourrice.

Accouchée de deux mois, elle était nourrice sur lieux à Paris, et dans cette ville depuis quinze jours. On ne sait lequel des deux, de la nourrice ou du nourrisson fut atteint le premier; ils le furent probablement simultanément. L'enfant mourut à la campagne de méningite, et la nourrice se guérit et partit en province allaiter un autre nourrisson.

Diarrhée prémonitoire de deux jours.

Reis, 17 ans, domestique.

Cette jeune domestique avait soigné sa maîtresse pendant douze jours, puis une enfant qui devint malade à la suite de sa mère; outre ces deux personnes atteintes de cholérine plus ou moins intense, un autre enfant fut encore atteint, mais d'une autre maladie. Au milieu de ses fatigues, elle eut de l'anorexie pendant huit jours; puis, à la suite, la diarrhée, les vomissements et les crampes survinrent, accidents qui la firent envoyer à l'hôpital. La réaction fut franche, un peu lente, et la convalescence fut déclarée le onzième jour.

Ve L....., 39 ans, tailleuse.

Son amant était mort vingt et un jours auparavant; ce fut à l'atelier qu'elle fut prise des accidents graves, et de là, conduite à l'hôpital. L'alcoolisme était prononcé chez cette femme; les vomissements survinrent avant les autres symptômes. Guérison.

Ve L....., 51 ans, femme de ménage.

La veille de son entrée, son amant, tailleur de pierres dans un cimetière, était mort; après l'avoir soigné pendant plusieurs jours, elle se sentit bientôt atteinte, resta malade chez elle pendant huit jours, puis entra à l'hôpital.

Chez elle on ne faisait pas mystère de ses habitudes de boisson, car souvent elle rentrait en pleine ivresse. Des épistaxis spontanées et assez abondantes l'ont fait échapper aux dangers de la réaction avec congestion cérébrale; ce ne fut que le vingtième jour de sa maladie que la convalescence parut certaine.

Pujol, 22 ans, tapissière.

Elles étaient trois jeunes filles logeant dans la même chambre. Notre malade fut prise de choléra en second lieu après avoir soigné cinq jours durant une de ses compagnes; la troisième fut atteinte ensuite un peu plus tard.

es trois se sont guéries.

Pas de diarrhée prémonitoire, convalescence le septième jour pour la nôtre.

F^e Cotty, 26 ans, lingère.

Cette femme avait soigné un cholérique jusqu'à sa mort. Diarrhée prémonitoire un jour et demi. Elle entre au deuxième jour de maladie. Guérison. Ni son mari ni ses enfants ne furent atteints.

F^e B....., 24 ans, couturière.

Elle est tombée malade après avoir soigné son mari. Faut-il ajouter que le manque d'espace et de couchages la forçait de dormir à côté de lui dans les moments de calme, d'amélioration? C'est un détail qu'elle a donné spontanément.

Tous deux se sont guéris, et Dieu sait les excès de boissons auxquels ils se livraient! L'étonnement fut grand quand on les vit guéris tous deux. Notre malade vint seule à l'hôpital le quatrième jour de sa maladie, sans compter à peu près quinze heures de diarrhée prémonitoire. A part un peu de gastralgie, la guérison était certaine le douzième jour.

D....., 21 ans, lingère.

Cette jeune fille était malade d'un rhumatisme articulaire aigu quand son amant fut atteint par le choléra; à la chute de la fièvre, elle le fut à son tour et vint se guérir à l'hôpital Lariboisière. A son entrée, le jeune homme était déjà mort à la Maison municipale de santé, mais elle l'ignorait.

Lézier, 14 ans, lingère.

Cette malade entre souffrante déjà depuis quinze jours de diarrhée, avec des vomissements rares survenant de temps à autre. Après son départ, sa sœur, plus âgée qu'elle et logée dans la même chambre, fut prise également de cholérine, mais qui dura moins longtemps.

Fossey, 16 ans, domestique.

Elle entre le septième jour de sa maladie, sans avoir eu de diarrhée prémonitoire. Après elle, un de ses maîtres fut atteint assez sérieusement. Tous deux se sont guéris.

Simonnot, 30 ans, employée.

Elle fut l'origine de cas ultérieurs : ainsi sa sœur, qui vivait avec elle, tomba malade ensuite et fut mourir à l'hôpital Beaujon le 23 octobre; une autre amie mourut avant cette époque.

Notre malade avait eu deux jours de diarrhée prémonitoire et une indigestion, suite d'imprudence, le matin même du jour où les accidents se déclarèrent.

La réaction fut mêlée de délire, d'ictère, d'érythème général de la peau. Toujours agitée, la malade n'eut pas de repos qu'on ne l'eut transportée à la Maison municipale de santé. C'est dans le service et sous la direction de mon excellent maître M. le Dr Cazalis qu'elle assura sa convalescence.

Bonnesse, 16 ans, domestique.

Elle veillait sur un jeune enfant de deux mois et demi qui fut pris de choléra un peu avant elle et mourut en quelques heures.

La jeune fille n'était à Paris que depuis six semaines. A son domicile, on assure qu'elle avait de la diarrhée depuis huit ou dix jours; mais la malade m'a plusieurs fois assuré à son lit n'en avoir pas eu avant la maladie de l'enfant, et que le saisissement qu'elle éprouva en voyant cette mort si rapide, la lui donna. Son état s'est rapidement amélioré, et elle est partie de suite, chez sa mère, en province.

Vandet, 39 ans, cordonnier.

Ce malade avait perdu huit jours auparavant deux de ses enfants (18 mois, 4 ans), enlevés par l'épidémie. Après l'inhumation, il tombe malade à son tour, sans diarrhée prémonitoire, et entre à l'hôpital le deuxième jour. A sa rentrée chez lui, il eut presque une rechute, la diarrhée le reprit et dura encore quinze jours : il l'attribue au profond chagrin qu'il avait éprouvé en retrouvant sa maison vide depuis la mort de ses enfants. Sa femme n'eût que de la diarrhée.

V....., 62 ans, ancien cocher.

Son frère était mort huit jours auparavant; c'est chez lui qu'il logeait. Buveur à outrance. Mort par une complication de pneumonie lobulaire centrale. Il habitait une maison qui a été fort décimée par l'épidémie, puisqu'il y eut 3 morts sur 6 malades; tous avaient eu quelques rapports directs entre eux : ainsi la concierge soigne une dame locataire de la maison, puis tombe malade; puis son mari après elle; ce dernier avait de plus enseveli le propriétaire, frère de notre malade.

Bachoffer, 24 ans, domestique.

A Paris depuis deux mois, ce jeune homme, encore sans place, logeait chez un de ses parents, qui mourut du choléra le 17 octobre. N'ayant pas d'occupation, notre malade lui servit d'infirmier et le soigna de son mieux. Le matin même du jour de l'inhumation, il fut atteint à son tour et conduit de suite à l'hôpital; à peine eut-il quelques heures de diarrhée prémonitoire. — Guérison.

Allard, 13 ans et demi.

Le père de ce jeune garçon est tombé malade et fut

soigné chez lui. Deux de ses enfants furent atteints ensuite; l'un fut envoyé à l'hôpital Saint-Antoine, et l'autre chez nous. Ce dernier est entré au cinquième jour de la maladie, sans compter un jour de diarrhée prémonitoire. Guérison de tous les membres de la famille.

Toitot, 50 ans, concierge.

Le choléra l'a rendu veuf; sa femme est morte quatre jours auparavant. Le troisième jour, il fut lui-même atteint, eut à peine quelques heures de diarrhée avant les autres symptômes, et entra le second jour de sa maladie confirmée; déjà la réaction était commencée. A la convalescence, il eut un peu de délire simple, de la divagation, de l'absence de présence d'esprit.

Le pouls fut toujours intermittent chez ce malade, un peu inégal dans les deux radiales; malheureusement je n'ai pu le retrouver ni m'assurer s'il y avait quelque lésion cardiaque compliquant son emphysème pulmonaire.

Newman, 16 ans, imprimeur.

Il fut atteint à son atelier après avoir soigné un de ses camarades de chambre. Au mois de janvier, ce malade avait eu plusieurs hémoptysies qui le firent entrer à l'hôpital de la Charité, puis on y constata les signes de la tuberculisation pulmonaire. Le choléra n'a fait qu'aggraver son état, à peine guéri, il fut obligé de rentrer à l'hôpital pour de nouvelles hémoptysies.

Boulanger, 37 ans, afficheur.

Ce malade a déjà été cité comme exemple prouvant qu'une première atteinte du choléra ne préserve pas d'une seconde. Après avoir été surpris par l'épidémie en pleine rue, il fut ramené chez sa sœur, et malgré un séjour de trois à quatre heures à peine, sa nièce fut atteinte après lui, mais légèrement.

P....., 25 ans, serrurier.

Son père et sa mère furent atteints de diarrhée après lui. Cette famille habitait une cour où logeait une famille d'étrangers employés au balayage des rues et qui fut presque éteinte entièrement par le fléau. Notre malade était loin d'avoir une bonne santé ; car, toussant continuellement, s'amaigrissant progressivement, il passait pour poitrinaire. Habitudes de boisson, vie peu régulière.

Il mourut dans l'ataxie, le délire ; réaction cérébrale.

Denis, 27 ans, journalier.

Ce jeune homme fut atteint huit jours après le début d'une blennorrhagie qu'il voulut couper à l'aide d'un mélange de liqueurs fortes. Voici, du reste, la composition qu'il employa : Mêlez ensemble un demi-verre d'absinthe pure, un demi-verre de rhum et un demi-verre de vin blanc, puis avalez. Le résultat immédiat, ce fut d'abord des vomissements qui s'arrêtèrent ensuite, puis de la diarrhée qui alla en augmentant, et enfin le choléra huit jours après.

Sa sœur le soigna pendant les trois derniers, puis tomba malade après le départ de son frère à l'hôpital ; ce dernier avait logé chez elle pendant ces trois jours. — Il est mort.

Hepp, 42 ans, briquetier.

J'ai déjà parlé de ce malade ; après son départ, un de ses enfants fut malade pendant quelques jours.

Scheffer, 11 ans.

Ce petit malade n'avait encore que quatorze jours de séjour à Paris lors de son entrée à l'hôpital, et depuis son arrivée à Paris la diarrhée n'avait pas cessé. C'est dans ces circonstances qu'il fut atteint par l'épidémie. Transporté à l'hôpital, il y est mort le jour même.

Après son départ, ses deux frères furent atteints successivement, mais ils furent soignés chez eux, et tous deux se sont guéris.

Foerster, 14 ans, tablettier.

Un de ses camarades d'atelier, son compagnon de chambre, fut atteint après lui. Notre malade avait eu deux jours de diarrhée prémonitoire; il est mort.

Récapitulons ces malades.

Ils sont au nombre de 84 et se divisent ainsi :

51 furent atteints après un autre membre de la famille, soigné là jusqu'à la terminaison de leur choléra.

19 devinrent l'origine de cas ultérieurs, mais furent transportés à l'hôpital avant toute terminaison.

6 furent atteints en même temps que d'autres.

8 cas restent non classés (Adonis, Treton, les 6 infirmiers ; un cas incertain ; les autres ne peuvent être mis en tableau).

La 1re catégorie des 51 donne un total de 133 malades sur lesquels 38 fois l'agent introducteur de l'épidémie est mort, et 13 fois il s'est guéri; des malades ultérieurs, 41 sont morts, 41 sont guéris; ceci est l'explication, la clef du tableau suivant :

			1er MALADE.		MALADES ULT.		TOTAL.	
	Famill	Malad.	Mort.	Guéri.	Morts.	Guéris	Morts.	Guéris
1re catégorie..	51	133	38	13	41	41	79	54
2e catégorie..	19	49	12	7	6	24	18	31
	70	182	50	20	47	65	97	85
3e catégorie..	6	14	»	»	»	»	11	3
	76	196	»	»	»	»	108	88

Ne parlons d'abord que des malades ultérieurs; nous trouvons alors dans la 1re catégorie que :

24 fois, tous sont morts (abstraction faite du 1er malade)... 47 %
10 fois, il y eût à la fois des décès et des guérisons.
17 fois, tous se sont guéris.

Dans la 2e catégorie :

4 fois, tous sont morts..... 21 %
1 fois, il y eut décès et guérisons.
14 fois, tous se sont guéris.

Il y a donc un certain rapport entre la gravité des cas et la durée plus grande du contact.

Tenons compte maintenant du premier malade, l'introducteur de la maladie dans la maison.

Lorsqu'il y est mort, et c'est arrivé 38 fois,

17 fois, tous les malades ultérieurs sont morts.... 45 0/0.
9 fois, il y a eu décès et guérisons.
12 fois, tous se sont guéris.

Lorsqu'il s'est guéri (13 fois),

7 fois, tous les autres malades sont morts.... 54 0/0.
1 fois, il y eut décès et guérisons.
5 fois, tous se sont guéris.

La mort est toujours plus rapide que la guérison ; le dernier résultat serait-il un indice de la plus grande efficacité d'un contact plus prolongé ?

Comptons maintenant ce qu'a produit de malades chaque catégorie. Dans la première, les 51 auteurs de la maladie ont produit 82 malades nouveaux, ou un malade en a produit 1,60.

Dans la seconde, les 19 auteurs ont déterminé 30 nouveaux cas, ou bien un malade en a produit 1,57.

A la fin de cette première partie de la discussion de la contagion, pouvons-nous conclure comme il suit ?

Nous avons 83 faits de choléra survenu chez des personnes qui avaient eu contact direct, immédiat, avec des cholériques, ou qui devinrent l'origine de cas ultérieurs.

Dans les deux catégories, la durée du séjour du premier malade offre un certain rapport direct avec la gravité et le nombre des cas ultérieurs.

Ces faits favorables à la contagion exposés, il me reste encore à parler des familles dans lesquelles il y eut un seul cholérique, lequel n'en produisit pas d'autres ; le nombre s'en élève à 75.

Il y a cependant une différence de durée de contact moindre dans ce cas que dans le premier.

Durée de contact	Cas de maladies.	Pas de malades.
de 6 à 12 heures.	8	32
1 jour.	4	11
2 —	13	10
3 —	20	9
4 —	11	4
5 —	6	3
6 —	1	»
7 —	»	1
8 —	6	2
9 —	»	»
10 —	7	3
Indéterminé.	7	»
	83	75

Il y a presque égalité entre les cas dans lesquels la contagion s'est révélée et ceux où elle fait défaut. J'aurais cru en trouver un plus grand nombre d'un côté ou de l'autre, puisque j'opérais sur 461 cas extérieurs. Mais les autres cholériques ou vivaient seuls chez eux, ou vinrent directement des ateliers à l'hôpital sans rentrer dans leur domicile, ou furent amenés immédiatement des hôtels, des garnis, à la première apparition de la maladie, souvent sans que leurs camarades de chambre ou leurs voisins en aient rien su.

Le tableau précédent nous indique encore que c'est de deux à quatre jours après avoir été soumis à la contagion, qu'apparaissent les accidents chez ceux qui en ont subi l'effet. C'est la *période d'incubation*.

Peut-on aller plus loin et savoir si l'un des sexes est plus susceptible de subir la contagion que l'autre? En cas de maladie, la mère, la femme, se font gardes-malades spontanément, tandis que le père, le mari, gagne-pain de la famille, sont obligés de s'éloigner. Les enfants, ont presque toujours été soustraits à l'influence de l'épidémie. Voici les résultats auxquels je suis arrivé :

Désignations.	Non atteints.	Atteints.
Le père, le mari................	37	10
L'amant.........................	7	»
Le frère........................	5	7
Le reste de la famille (quand 1 seul membre a été atteint)..........	5	3
Camarades de chambre...........	10	4
La mère, la femme.............	21	32
La maîtresse...................	11	4
La sœur........................	3	4
Amies..........................	»	5
Gardes-malades, bonnes, etc......	»	8
Les enfants.....................	36	13
D'où : sexe masculin.........	59	21
sexe féminin.........	35	53

Si l'influence du sexe peut être admise d'après ce tableau, celle d'un contact plus prolongé ne saurait être niée ; peut-être est-ce ce dernier point qui explique le premier.

II. RAPPORTS MÉDIATS.

Après ces détails sur les familles, je n'ai plus à m'appesantir sur les malades étrangers entre eux, habitant la même maison, mais sans aucune espèce de rapports entre eux. Je ne donnerai que des chiffres en gros.

Malades qui ont eu des cholériques dans la maison qu'ils habitaient avant de le devenir	85	164
Cholériques dont la maladie est signalée comme l'origine de cas ultérieurs dans leur maison	79	
Malades restés les seuls atteints dans leur maison		190
Malades atteints en même temps que d'autres, etc.	37	
Malades que je n'ai pu retrouver, inconnus, etc.	27	
Enfin j'ai oublié de poser la question ou de la transcrire	43	

Il y a un peu plus en faveur de la non-contagion dans ces chiffres, et je ne m'en étonne pas ; ce serait l'inverse, que le résultat serait toujours aussi discutable, aussi douteux, parce que les rapports sont trop éloignés ; puis, dans ces sortes de recherches, on n'est jamais sûr d'être bien renseigné, ni de connaître la vérité. Il faudrait parler, interroger au nom d'une autorité publique, et encore les réponses seraient-elles toujours véridiques ?

CHAPITRE IV.

SANTÉ DES MALADES AVANT LEUR CHOLÉRA.

Je ne parle ici que des cas extérieurs.

1° MALADIES AIGUËS.

(21 cas — 12 morts.)

C'est toujours au moment où la fièvre est tombée que sont survenus les accidents cholériques et presque toujours sans diarrhée prémonitoire.

Voici ces diverses maladies.

1 Angine simple (guérison).
1 Angine diphthéritique qui récidive ainsi que le choléra (mort).
4 Bronchites (1 mort. — 3 récidives après le choléra : elles s'aggravent et deviennent broncho-pneumonies. (2 guérisons).
1 Pleurésie (mort).
2 Fièvres typhoïdes (morts).
4 Blennorrhagies (4 morts).
3 Rhumatismes articulaires dont deux récidivent ensuite (guérison).
3 Varioles dont une se développe concurremment avec le choléra (2 morts).
1 Dyssentérie (guérison).

Un autre malade fut atteint après un traitement énergique contre la gale ; un autre, après un refroidissement extrême, le corps couvert de sueur. Voici ce dernier :

Il était à Ville-d'Avray et se préparait à revenir à Paris quand il entend le sifflet du chemin de fer ; il se hâte, et par une course précipitée arrive à temps et monte sur l'impériale du wagon ; c'est là qu'il s'est refroidi ; la diarrhée survint presque immédiatement, et le malade mourut le lendemain même.

L'*angine pseudo-membraneuse* a frappé une jeune fille.

Chelmail (Marie), 16 ans, domestique, entrée à l'hôpital le 16 novembre. Elle n'était à Paris que depuis 7 mois et habitait un petit cabinet noir sans fenêtre. Elle entre malade du choléra déjà depuis 2 jours pleins, ayant mal à la gorge depuis assez longtemps, mais sans qu'elle s'en fût inquiétée ; c'est dire qu'elle n'avait rien fait pour se guérir.

Le lundi soir, 13 novembre, après avoir fait son repas habituel, elle eut, dit-elle, une indigestion ; pendant la journée elle avait eu une selle liquide, mais le dimanche, la veille, elle est certaine de ne pas avoir eu de diarrhée. On la couche, on lui fait du thé qu'elle vomit encore, et la nuit se passe assez tranquillement.

Le lendemain, 14 novembre, nouveaux vomissements et diarrhée qui vont en augmentant peu à peu ; elle vomit un grand ascaride.

Le 15, même état qui empire et la fait entrer le 16 à l'hôpital.

Le 17, elle vomit encore un grand ver tout vivant et en rend par les selles ; pouls 104, petit, dépressible ; depuis son entrée elle a eu 7 selles et a vomi 3 fois ; voix altérée, toux légère, air vague, réponses lentes.

Le 18, les yeux sont plus cernés ; le droit est un peu injecté ; pouls 108, petit, dépressible ; langue rouge à la pointe, un peu collante. La malade a vomi 4 fois hier et accuse 7 selles ; douleur épigastrique.

Sa santé a toujours été délicate, faible, dit-elle ; 8 à 10 jours auparavant elle avait soigné ses deux patrons malades du choléra, puis une amie qui logeait chez eux et qui fut atteinte à la suite.

En présence de cette atonie des voies digestives, on administre l'ipéca pour les réveiller.

Le 19, les selles ont diminué et les vomissements également.

Elle appelle l'attention sur sa gorge qui devient plus douloureuse. Les amygdales étaient très-gonflées, recouvertes d'un enduit pultacé non adhérent, ne formant pas une couche uniforme, mais déchiré en mille grumeaux épars sur l'isthme du gosier. Tuméfaction peu considérable des ganglions sous-maxillaires. Pouls 116, petit.

Gargarisme émollient ; sulfate de quinine 0,30 en 3 pilules de 4 en 4 heures, donné comme amer et tonique.

Le 20, l'état paraît un peu meilleur ; pouls 112 ; la douleur épigastrique diminue ; langue bien humide, encore rouge à la pointe. La malade n'a eu que 2 selles, mais elle a vomi 2 fois ; vomissements bilieux.

Le 21. Les amygdales, la luette surtout, sont enchatonnées dans une fausse membrane grisâtre, adhérente ; la malade est un peu pâlie ; pouls petit, à 100.

Collutoire fait avec acide chlorhydrique 4 grammes, miel rosat 30 et eau 60.

Le 22. L'affaissement est plus marqué ; pouls 96. La luette est encore enchatonnée, mais les amygdales sont libres ; 4 selles.

On diminue de moitié l'eau du collutoire.

Le 23. L'aspect est typhique ; la gorge s'améliore, la luette se débarrasse, mais la malade se trouve toujours aussi malade qu'à son entrée. Elle est affaissée, endormie ; pouls à 100.

Gargarisme boraté, eau vineuse, potages.

Le 24. La malade pâlit toujours.

Le 25. Les amygdales, la luette paraissent ulcérées ; peut-être est-ce une erreur des sens ou l'effet du collutoire acide, ou la suite de la maladie grave qui complique encore cette diphthérite. On cautérise légèrement avec le nitrate d'argent. Pouls 96, meilleur.

Du 26 au 30, l'état de la malade s'améliore lentement ; elle reste pâle, la diarrhée cesse et revient. Pouls à 92.

Le 1er décembre. Elle se plaint surtout de la douleur d'estomac : 0,05 poudre de belladone en 2 pilules, gargarisme alcalin (bicarbonate de soude 6 gr.).

Le 4. Contractures des mains qui se disposent en cône et ne sont que difficilement ouvertes. La malade paraît avoir un peu de bouffissure de la face. Pouls 92.

Le 5. Les paupières sont œdématiées, la pâleur augmente toujours bien que lentement. Les urines sont examinées et sont trouvées albumineuses. Légère douleur dans la région des reins. Pouls 92. Julep avec extrait de quinquina 4 grammes et teinture de canelle 4 gr.

Le 6. La voix prend un timbre grave ; parfois la malade ne peut parler qu'à voix basse ; toux.

La gorge est guérie complétement, l'auscultation du thorax ne laisse entendre que des râles sibilants.

Le 7. La diarrhée revient : 9 selles ; l'affaissement est revenu d'une façon marquée ; toux persistante ; pouls 96.

Le 8. Vomissements bilieux ; la voix et la toux sont plus rauques, à timbre grave, creux, mais la malade dit avoir appétit ; pouls 104, râles sibilants, surtout du côté droit.

Le 9. Récidive du choléra, reprise de la diarrhée, des vomissements ; les yeux sont enfoncés, cernés ; la cyanose est faible mais visible. Pouls insensible, refroidissement général, facies altéré ; en même temps la paralysie du voile du palais débute ; les liquides refluent par le nez.

Élixir de la Grande-Chartreuse une cuillerée à soupe dans un verre d'eau chaude sucrée, trois fois par jour ; pilules faites chacune avec extrait thébaïque 0,01, extrait de ratanhia 0,10 à prendre de 2 en 2 heures si la malade ne vomit pas, et en donner jusqu'à 10 dans les 24 heures.

Le 10. La journée d'hier a été très-mauvaise et inquiétante : affaissement, adynamie profonde ; pouls à 108, un peu sensible. Il n'y a pas eu de vomissements, et les selles n'ont pas dépassé le nombre de 4. Langue sèche. La malade nasonne. — Continuer le même traitement.

Le 11. La diarrhée a été très-forte (12 selles) malgré les pilules, mais il n'y a pas eu de vomissements. La jeune fille paraît cependant en meilleur état ; pouls à 100 ; nasonnement.

Le même traitement est continué ; lavements d'amidon matin et soir.

Le 12. La diarrhée est arrêtée ; la malade a dormi cette nuit ; pouls à 100. Les pilules seront données toutes les 4 heures. Bouillon, potage.

Le 13. L'amélioration est marquée; pouls à 88, bien sensible, moins dépressible; la congestion des yeux a presque disparu.

A prendre 5 pilules seulement dans les 24 heures; un œuf à la coque.

Le 14. La malade avale mieux, les liquides refluent moins par le nez.

Le 15. Langue sèche, soif, nasonnement. La gorge est nette, mais on aperçoit derrière le pilier droit du voile du palais une traînée blanchâtre descendant des fosses nasales : elle est adhérente et je ne puis la déplacer. Le pouls est remonté à 96.

Le 17. L'affaissement revient; la malade se plaint de respirer difficilement; la toux prend un timbre extraordinaire, creux, voilé; pouls à 120. La gorge examinée laisse voir par places des plaques grises non adhérentes, venant peut-être des fosses nasales.

Le 18. Le croup est bien manifeste; la respiration s'accélère (30) et devient de plus en plus pénible; pouls 140.

Ipéca; potion avec 4 gr. extrait de quinquina, 4 grammes de teinture de cannelle et 5 grammes acétate d'ammoniaque.

Le 19. La malade est dans le même état; seulement la face est un peu injectée, violacée; l'asphyxie commence; un peu de délire. La dyspnée augmente par une sorte de petits accès qui lui arrachent quelques plaintes, et la mort survient à 9 heures du soir.

Chez cette malade, la diphthérite n'a pas arrêté un instant sa marche envahissante; enfin elle a causé une une récidive du choléra. Heureusement cette cruelle maladie n'atteignit pas d'autres malades de la salle, et se contenta de sa victime.

Le sujet de la *pleurésie* est la femme *Merlinche*, 17 ans, journalière.

La maladie fut bénigne, mais la femme était dans de fâcheuses conditions : son mari était mort depuis quelques mois après cinq semaines de mariage; elle était enceinte de 7 mois et demi et de très-faible santé. Le choléra éclata vers le début de la période de résorption de l'épanchement pleural, après une diarrhée prémonitoire de deux jours. La réaction fut de forme adynamique, typhoïde : langue globuleuse, sèche, fuligineuse, encroûtée ; il fallut sonder la malade tous les jours. Eschares multiples de la peau, entre autres une sur le dos du nez. — Mort le onzième jour.

Les *trois rhumatisants* furent atteints chez eux de rhumatisme, puis survint le choléra qui les fit entrer à l'hôpital.

D....., 21 ans, lingère.

Nous avons déjà cité cette jeune fille, parce que un jeune homme fut atteint par le choléra chez elle et avant elle, alors qu'elle souffrait le plus de son rhumatisme articulaire. C'est quinze jours après le début de cette maladie que le choléra la prit à son tour et quatre ou cinq jours après le début du choléra de son amant, lequel était déjà mort ; mais elle l'ignorait.

Elle entre à l'hôpital le 27 novembre.

Je ne décrirai pas sa maladie ; la réaction fut de forme adynamique : la malade était prostrée, flétrie ; la langue, sèche, croûteuse, dure. Enfin ce choléra présenta constamment la forme qui rappelle un peu celle de l'embarras gastrique : vomissements et selles bilieuses, langue humide avec un léger enduit jaune-blanc, douleur épigastrique, pas d'anurie.

Les vomitifs eurent un heureux résultat chez elle, mais il fallut y revenir à diverses reprises ; l'amélioration commença à s'accuser le 5 décembre. Mais le 7, le pouls qui avait suivi sa marche décroissante ordinaire dans cette maladie, s'éleva tout à coup à 104, la malade se plaignit d'un point de côté, la respiration s'éleva à 22 par minute, et les jours suivants on put constater les signes d'une pleurésie. Après ce petit orage, il y eut quelques jours de calme un peu inquiétant cependant, puisque le pouls ne baissait pas, restait au minimum de 113. Enfin le 17 décembre, le rhumatisme reparut et reprit successivement les diverses articulations. Nous étions un peu inquiets de ce qui allait arriver lorsque la fièvre tomberait ; le choléra récidiverait-il également ? La diarrhée revint le 27 décembre et s'annonça par neuf selles ; mais heureusement il n'y eut pas d'autres symptômes, et le lendemain toute inquiétude avait disparu.

La malade est sortie le 11 janvier de l'hôpital, guérie de ses deux maladies, mais profondément anémiée ; de plus, il y avait encore un bruit de souffle au premier temps, avec maximum à la pointe, et se prolongeant entre les deux temps, indice d'une lésion probable de l'orifice auriculo-ventriculaire gauche.

Le choléra n'a-t-il fait qu'interrompre le cours du rhumatisme, ou bien cette récidive est-elle une seconde atteinte rhumatismale ? La salle où fut couchée cette malade (rez-de-chaussée) était froide ; la chaleur des calorifères s'y distribuait mal et peu, et, malgré tous les efforts de M. le directeur de l'hopital, on ne pouvait réchauffer les malades. Aussi les angines, les contractures des mains, des pieds, furent-elles fréquentes.

Ce que j'ai dit de cette jeune fille s'applique encore à nos deux autres rhumatisants. Ainsi le nommé *Goubé*, âgé de 44 ans, peintre en bâtiments, fut également atteint après une attaque de rhumatisme, entra au quatrième jour de son choléra, puis fut monté dans une autre salle pour récidive de la première maladie. Seulement les lésions cardiaques organiques étaient plus avancées chez ui et affectaient les mêmes orifices. Quand je le revis chez lui ses deux jambes étaient fort œdématiées, la main droite commençait à le devenir, et s'il eût été à l'hôpital j'aurais recherché s'il y avait de l'albumine dans ses urines ; car la face était un peu bouffie, pâle, et le malade se plaignait d'assez grandes douleurs de reins. Peintre en bâtiments, jamais il n'eut de coliques de plomb ; il en est de même de son frère qui exerce la même profession et rhumatisant comme lui. Leur père avait été plusieurs fois atteint de rhumatismes aigus, et il était mort à 64 ans d'un cancer au pylore.

Les quatre *blennorrhagies* avaient dépassé la période aiguë de leur maladie ou à peu près ; un de ces malades avait cherché à la couper à l'aide d'un de ces breuvages, mélange de liqueurs fortes si en usage parmi le peuple ; j'en ai déjà donné la composition. Les autres faisaient usage d'autres médicaments, probablement les balsamiques ; car j'ai dû accepter les déclarations de leurs amis, mais jamais je n'ai pu être mis en possession d'une pièce de conviction.

De nos trois *varioles*, une s'est développée en même temps que le choléra.

Bournichon, 23 ans, domestique, entrée le 17 novembre.

Le lundi soir 13, elle fut prise de frissons violents, prolongés puisqu'il lui fallut 3/4 d'heure pour se réchauffer. Le lendemain parurent la rachialgie, les vomissements bilieux qui devinrent peu à peu incessants, puis le quatrième jour survint la diarrhée (10 selles par jour).

Le 17, à la visite du soir, le pouls était à peine sensible ; la voix, profondément altérée, presque éteinte ; les extrémités, froides.

Le 18, nous remarquons une éruption papulo-vésiculeuse très-serrée sur les poignets des deux mains ; la face n'était qu'un peu animée, mais on n'y voyait pas d'éruption, sauf peut-être quelques points rouges encore disséminés.

Le 19, l'éruption était manifeste à la face et marchait plus vite maintenant que celle des poignets ; des pustules étaient déjà ombi liquées. Le pouls était à 124 : il n'était pas tombé, malgré l'apparition de l'éruption ! Céphalalgie extrêmement vive.

Le 20, à l'artère radiale on ne peut compter le pouls ; à la crurale, on compte 136 pulsations ; inspirations 36. Langue collante, sèche ; soif énorme ; mouvements carphologiques dans les mains.

A deux heures du soir, le délire survient et se continue jusqu'à huit ; à ce moment, la face prend une teinte violacée et la malade meurt quelques minutes après, sans connaissance.

2° MALADIES CHRONIQUES.

(52 sur lesquels 27 morts.)

Phthisies	13.	Morts...	6	Maladies utérines....	4.	Morts...	4
Catarrheux	10.	—	4	Cancer du sein	1.	—	1
Affections cardiaques	10.	—	5	Diarrhée chronique..	3.	—	3
Emphysème	2.	—	»	Maladie cérébrale....	1.	—	1
Albuminurie	1.	—	»	Épilepsie	1.	—	»
Fièvre intermittente.	1.	—	»	Paralysie traumatiq^e.	1.	—	»
Calculeux	2.	—	1	Indéterminées	2.	—	2

Phthisies. Il en est mort 6 du choléra, et les 7 autres sont sortis guéris. Mais leur maladie n'a reçu qu'une fâcheuse impulsion du choléra. Quand je les ai revus chez eux, tous avaient eu de nouvelles hémoptysies, chez tous les lésions étaient bien plus avancées ; quelques-uns avaient dû changer de profession, et en accepter une autre moins fatigante, mais aussi moins lucrative ; enfin tous se déclaraient bien plus malades qu'avant leur choléra. Trois étaient rentrés dans les hôpitaux depuis.

F^e *Hennebel,* 36 ans, journalière, entrée le 20 octobre.

Son choléra fut léger, bénin. A l'auscultation, on entendait des craquements humides au sommet gauche en arrière. Ce diagonostic fut confirmé par M. le Dr Hérard, et la malade fut ensuite envoyée dans une autre salle.

Le début de sa maladie eut lieu à la suite de sa dernière

couche au mois de juin 1865; jusque-là elle se portait assez bien, sauf des névralgies, des rhumes assez fréquents l'hiver. Enfin sa mère était morte huit ans auparavant à l'âge de 62 ans, de phthisie.

Dans sa nouvelle salle, la toux se calma un peu, mais les sueurs nocturnes, le mouvement fébrile du soir ne s'arrêtaient pas. Je la vis chez elle le 1er mars; elle n'était plus qu'un squelette, pouvait à peine se mouvoir; elle avait une diarrhée incoercible, etc. Le gargouillement, le souffle caverneux étaient des plus prononcés.

Bange, 25 ans, blanchisseuse.

Le choléra de cette malade fut encore léger; entrée le 18 décembre, elle mangeait une portion le 22. A ce moment elle toussait et elle nous apprit qu'après une fausse couche faite un an auparavant elle eut de petites hémoptysies, puis qu'elle se mit à tousser. Les lésions étaient au second degré; on entendait des craquements au sommet gauche; je fis vérifier le diagnostic par M. le Dr Moissenet, chef du service. Les crachats coïncidaient avec ce que l'auscultation révélait; ils étaient purulents, d'un très-petit volume; on n'était encore qu'au début de la fonte purulente du tubercule. La malade sortit le 2 janvier.

Au mois de mars, je la retrouvais à l'hôpital de la Charité, où elle était depuis trois semaines pour une énorme hémoptysie; les lésions pulmonaires avaient cruellement marché, et au lieu de quelques craquements humides peu nombreux, c'est le souffle caverneux, le gargouillement qu'on entendait.

Il en est de même chez les hommes; l'un, jeune homme de 16 ans, rentra également à la Charité pour de nouvelles hémoptysies; un autre, âgé de 62 ans, revint à l'hôpital Lariboisière et deux autres durent quitter leur profession pour en prendre de moins pénibles, leurs forces déclinant notablement.

Catarrheux. La mortalité n'est forte que sur ceux de ces malades dont l'âge était avancé (60 à 70 ans). L'un d'eux est mort à la convalescence de pneumonie lobulaire centrale ; c'était un buveur à outrance.

Les 6 guérisons appartiennent à des hommes plus jeunes que les précédents (40 à 55 ans). Un seul se trouvait moins bien qu'avant son choléra; les cinq autres s'étaient très-bien remis, leurs forces étaient complétement revenues.

Affections cardiaques. Cinq malades sur dix sont morts; les autres se sont d'abord assez bien trouvés, mais bientôt, chez deux, porteurs de lésions plus prononcées, l'œdème des extrémités inférieures est reparu; cependant l'état général était bon, l'appétit, le sommeil étaient satisfaisants et nos trois autres malades se trouvaient presque mieux portants qu'avant l'épidémie. Cela se comprend facilement, les affections cardiaques marchant par poussées successives séparées par des intervalles de calme.

De nos deux *emphysémateux*, l'un est le nommé *Bigeard*, dont j'ai déjà parlé comme ayant eu le choléra pour la seconde fois.

L'*albuminurique* n'a pas vu sa position s'améliorer. C'est le nommé *Bouvet*, 29 ans, facteur au chemin de fer du Nord. La diarrhée était survenue après l'ingestion de 3 pilules purgatives et avait fait disparaître en 18 heures l'œdème des membres inférieurs. A sa sortie des salles spéciales, ce malade monte dans le service de M. le Dr Pidoux et nous raconte que sa maladie remonte au 15 juillet, qu'il l'attribue à des courants d'air froid qu'il reçoit dans sa voiture de facteur ouverte en arrière. Bientôt l'œdème des membres inférieurs reparut, puis un peu d'ascite fut constaté; le cœur fut ausculté; il y avait un peu d'hypertrophie et un bruit de souffle au premier temps sans maximum déterminé; avec des lésions si peu prononcées, l'affection des reins fut jugée primitive et la cardiopathie, secondaire. Les amers, les toniques, le vin antiscorbutique, furent prescrits sans grand résultat; les urines étaient aussi albumineuses, sinon d'avantage.

Plus tard le malade se plaignit de céphalalgie le matin, de troubles de la vue, et fatigué de ne pas éprouver d'amélioration, il sortit de l'hôpital. Je le revis chez lui trois mois après; sa position s'était encore aggravée : l'œdème avait envahi les cuisses, le scrotum, les mains; l'ascite était développée; des douleurs de tête subites et atroces survenaient fréquemment; la vue se troublait de plus en plus; les vomissements étaient fréquents. Enfin le malade avait dû abandonner sa place de facteur, et s'apprêtait à quitter Paris.

Le malade atteint de *fièvre intermittente* est le nommé *Notteneux*, âgé de 32 ans, chiffonnier. C'est un ancien soldat, qui depuis son retour d'Afrique n'a pas cessé d'être pris au moins une fois l'an, et quelquefois deux fois, de fièvre tierce. Peut-être le milieu où il vit, sa profession de trieur de chiffons contribuent-ils à entretenir sa maladie; avec cela, il habite un logement humide, en contrebas du sol, et la voie qui passe devant sa fenêtre n'est pas pavée : c'est un chemin de passage où croupissent les eaux ménagères. Enfin lui-même est un fort buveur, portant merveilleusement le vin et l'alcool; ce qui assomme les autres, ne l'étourdit même pas.

Sa face était bistrée et de la teinte propre aux fiévreux; le foie était hypertrophié, débordant les fausses côtes et douloureux à la percussion; la rate présentait les mêmes lésions hypertrophiques.

Calculeux. — L'un est mort, l'autre est guéri. Celui-ci, c'est le nommé *Cotard*, âgé de 40 ans, perceur de métaux, maintenant chauffeur de machine fixe. Ce malade a fait d'innombrables séjours dans les hôpitaux pour rétention d'urine, fistules urinaires, coliques néphrétiques, et enfin lithotritie. La première opération de broiement de la pierre fut faite par M. le Dr Civiale, en 1863, à l'hôpital Necker.

Le malade est toujours obligé de se sonder, et il fait usage du n° 18 de la filière; quand il urine, quand il se sonde, ce n'est pas par le méat, mais par une boutonnière faite sur le trajet du canal, à la réunion du tiers postérieur avec les deux tiers antérieurs de la verge, et qui est le résultat de l'ouverture d'un abcès; elle a près de 0,04 de longueur. Le malade ne fit qu'un séjour de trois jours à l'hôpital pour le choléra; je ne l'ai pas retrouvé depuis.

Maladies utérines. — Elles ont été un peu plus soupçonnées que sûrement diagnostiquées; deux de ces malades avaient des métrorrhagies assez fréquentes; toutes se plaignaient de douleurs dans les reins, dans le bas-ventre, toutes avaient fait la confidence de leurs maladies à leurs amies, voisines, et c'est sur les renseignements donnés par ces dernières que je les ai inscrites. Enfin deux furent atteintes de parotides, indice d'un état général grave.

Le *cancer du sein*, nous en avons déjà parlé (p. 32), ainsi que du nommé Tréton, l'*épileptique* (p. 33).

Les *diarrhées chroniques* sont peu intéressantes; tous les malades sont morts; l'un avait 71 ans, et sortait de l'hôpital de la Pitié; en général, ils comptent parmi les premières victimes de l'épidémie.

Maladie cérébrale.

Pierron, miroitier, 48 ans.

C'est un ancien soldat dont la santé, les habitudes, le genre de vie étaient excellents et le demeurèrent jusqu'en 1863. Cette année, après quelques mois de douleur de tête, il fut frappé d'hémiplégie gauche; au bout de deux mois il se remit, le bras reprit sa force, seulement la jambe fauchait pendant la marche. Depuis lors le malade changea de caractère, d'habitudes; il se mit à boire, perdit la mémoire, et souvent la conscience de ses actes; la nuit il se levait, faisait son paquet et cherchait à se sauver en emportant le pain du ménage; d'autres fois, des fureurs subites s'emparaient de lui et il brisait tout, puis, sa surexcitation calmée, il oubliait même qu'il fût l'auteur de tous ces dégats. Dans son lit, il brûlait comme un charbon, dormait les jambes découvertes et pendantes, s'agitait sans cesse. Sa femme était dans une inquiétude perpétuelle, car plusieurs fois elle s'était réveillée qu'il la frappait sans ménagement.

J'ajouterai que cette dernière était syphilisée; c'est hors de doute, puisqu'un de nos maîtres des hôpitaux l'avait traitée pour cette maladie; d'après son récit, son mari en serait cause, et elle attribue à cette maladie, qui ne fut pas soignée, et la paralysie de son mari, et tous les accidents qui survinrent depuis.

Quant au choléra, le malade eut huit jours de diarrhée et ne fit rien pour l'arrêter; puis celle-ci devint plus intense et involontaire à la fin; les vomissements parurent le neuvième, et les crampes le dixième jour. Le délire fut extrême, et c'est l'impossibilité de contenir son mari qui força la femme de le faire entrer à l'hôpital, où il mourut le même jour, c'est-à-dire le quatrième de la maladie confirmée.

Le sujet de la *paralysie traumatique* eût peut-être été aussi bien classé dans la catégorie des dérangements gastro-intestinaux. Sa paralysie est incomplète et localisée dans le côté droit; la jambe se meut, mais incomplétement, la main est restée faible; avec cela il est sujet depuis à de fréquentes diarrhées qui paraissent catarrhales; car aux mêmes époques il est atteint de flux bronchiques. Son accident remonte à l'année 1863; étant concierge d'une maison fermée par une grille, cette dernière fut arrachée et renversée par une lourde voiture mal dirigée, et notre malade en voulant la maintenir la reçut en partie sur le dos; les suites immédiates furent une paralysie hémiplégique, de l'hémoptysie, etc.

Enfin deux *maladies indéterminées*, sur lesquelles je n'ai pu obtenir le moindre éclaircissement, nous sont fournies par des femmes; l'une était accouchée depuis neuf mois et n'avait pu se remettre; l'autre était réduite à un tel état de faiblesse qu'elle ne pouvait même faire son ménage; la première, avant d'être frappée du choléra, avait soigné son enfant atteint du choléra, (v. femme Ledret, p. 45); mais pour la seconde, il n'y a pas de contagion à invoquer (femme Crétinon, p. 23).

3° DÉRANGEMENTS GASTRO-INTESTINAUX FRÉQUENTS.

Les malades de cette catégorie sont au nombre de 25, sur lesquels 13 furent enlevés par l'épidémie.

Tous ces malades étaient sujets, les uns à de fréquents

embarras gastriques, à des dyspepsies, d'autres à de la diarrhée, et tous vivaient paisiblement avec leur maladie, faisant peu ou ne faisant rien pour la guérir. Dans ces malades, tous les âges s'y trouvent; l'un, jeune homme de 17 ans, avait été empoisonné à l'âge de 12 ans, et était resté maladif depuis cette époque; un autre, âgé de 57 ans, avait fait une chute du haut d'un arbre; un troisième, âgé de 61 ans, avait été serré entre deux machines; il s'ensuivit une fracture ou une luxation incomplète d'une ou de plusieurs vertèbres; toujours est-il que ces deux malades restèrent sujets à de fréquentes diarrhées, surtout pendant les temps humides; le dernier ne pouvait dormir qu'à la condition d'avoir son lit disposé d'une façon spéciale. D'autres étaient porteurs de hernie simple ou double, qui leur occasionnaient quelquefois des troubles intestinaux; deux jeunes gens en accusaient la nourriture, souvent peu appétissante, qui leur était servie; un autre, étuviste dans une corroyerie, rapportait ses diarrhées fréquentes aux transitions brusques de température.

Je ne trouve qu'une jeune fille dont l'observation soit un peu plus intéressante, comme origine de cette susceptibilité intestinale. Née dans la Basse-Normandie, près du Mont-Saint-Michel, elle y fut atteinte de fièvres intermittentes tierces; le stade de froid durait deux heures, dit-elle; ces accès fréquents l'eurent bientôt cachectisée, et c'est pour se soustraire à cette maladie qu'elle vint à Paris; les accès y revinrent encore de temps à autre, mais s'éloignèrent et disparurent. En 1862 elle fut atteinte de pneumonie, et, pendant sa convalescence, de fièvre typhoïde, puis ensuite de variole; ces trois maladies furent traitées successivement l'une après l'autre sans quitter l'hôpital. La malade envoyée au Vésinet y mangea avec excès, et fut atteinte d'entérite; depuis cette époque elle est sujette à de la diarrhée, 1 ou 2 fois par mois, état que le choléra n'a pas modifié; peut-être même l'aurait-il aggravé!

4° VIE IRRÉGULIÈRE. — ALCOOLISME.

Le total donne le chiffre de 86 (57 hommes et 29 femmes).

La mort en a frappé 50 (32 hommes et 18 femmes).

Je suis encore au-dessous de la vérité en donnant ces nombres, que je craignais d'exagérer. Si on pouvait y faire une catégorie sous le nom d'alcoolisme crapuleux pour désigner ce qu'il y a de plus aviné, de plus abruti, nous y rangerions 21 hommes et 9 femmes.

L'un d'eux, porteur d'eau, avait reçu le sobriquet de *la marmotte*, parce qu'aussitôt sa ration d'eau-de-vie absorbée, il allait se mettre sous la paille; s'il se réveillait avant la nuit, il recommençait : c'était la preuve qu'on ne lui avait pas donné son compte! Pour le plus grand nombre, les débitants dont ils étaient les clients assidus, avouaient qu'ils « étaient des coffres à tout engloutir, » etc.; il y a ici surabondance de détails. C'est dans cette classe de malades que l'on trouve le plus de choléra à marche rapide, presque foudroyante; dans la moitié des cas l'invasion fut brusque, instantanée et rapidement portée au maximum d'intensité.

Ainsi, une courtière en marchandise, sur le marché au fourrage de la Chapelle-Saint-Denis, causait et riait sur le trottoir en face de ses fenêtres à trois heures du soir; elle monte chez elle pour inscrire ses opérations de la journée, puis tombe sans connaissance, se remet, et aussitôt les vomissements, les crampes la prennent avec violence avant la diarrhée. On monte pour lui porter secours; elle essaye de se lever pour ouvrir sa porte fermée en dedans, mais en vain; il fallut pénétrer par la fenêtre. Le lendemain, on la transportait à l'hôpital, et elle mourait à 11 heures du matin.

Une autre femme, âgée de 29 ans, fut prise aussi violemment à huit heures du matin, et à cinq heures du soir elle expirait. Celle-ci serait classée dans la catégorie spéciale; « jamais, disait son propriétaire, elle n'était de sang-froid; » son air égaré, effaré, effrayait les voisins.

Treize malades ordinairement sobres, avaient fait des excès, soit la veille, soit quelques jours auparavant. Les hommes se sont généralement guéris.

C'est le moment de rappeler 4 femmes à profession inavouable, et qui toutes sont mortes.

5° DÉFAUT D'ACCLIMATATION. — NOUVEAUX ARRIVÉS.

Quelle durée de séjour faut-il adopter comme limite? Je pourrais compter 95 malades ayant moins d'un an de séjour à Paris, mais ce serait exagéré et je resterai dans des limites plus raisonnables, en m'arrêtant à un mois de séjour.

Voici comment se classent ces malades jusqu'à trois mois.

Malades ayant moins d'un mois de séjour :	28	— Morts	11
— — de 1 à 3 mois —	32	— —	12

Cette cause et l'embarras gastro-intestinal qu'elle produit n'ont pas agi seules dans tous les cas; mais il en est où elles existent seules.

F^e *Amantin*, 22 ans, nourrice, entrée le 17 novembre.

A Paris depuis douze jours, cette jeune femme était d'une constitution extrêmement robuste, et c'était la première fois qu'elle quittait son pays natal pour prendre un nourrisson.

Elle fut atteinte le 17, à quatre heures du soir, après avoir savonné des effets d'enfants ; ce sont les vomissements qui ont ouvert la scène, puis survinrent la diarrhée et les crampes. Le matin même, ses règles étaient reparues, et la seule chose qu'elle eût observée, c'est la diminution de la sécrétion lactée depuis deux jours.

Le 18, à la visite du matin, cette pauvre femme était dans le plus triste état : cyanose foncée, bleue lie de vin, générale de tout le corps. Les crampes étaient atroces, agitant les membres, le tronc, surtout les muscles spinaux postérieurs, lui arrachant des cris affreux. Anurie absolue ; pas de pouls, ni radial ni crural ; à l'auscultation cardiaque, on compte de 130 à 140 claquements secs, comme si le cœur battait à vide. On avait presque hâte de voir se terminer une scène aussi désolante.

La mort survint à 2 heures du soir, au milieu d'une syncope, après 22 heures de maladie.

Un autre exemple, c'est le nommé *Schneider*, âgé de 46 ans, chasseur de chamois.

Il était à Paris depuis six jours, venant du Tyrol avec un ou deux chamois vivants qu'il voulait vendre ; c'était la deuxième fois qu'il faisait ce voyage, et il en espérait d'abondants profits.

Le 8 octobre, il fait son repas le matin avec grand appétit ; à midi, il rentre, se plaint d'étourdissements, demande un verre de rhum et se couche. Les accidents éclatent aussitôt, on le transporte à l'hôpital et il meurt le lendemain matin.

6° MISÈRE. — ALIMENTATION INSUFFISANTE.

Cette cause m'a semblé évidente, assez intense dans 33 cas pour être admise comme principale ; elle était quelquefois due à l'imprévoyance des malades; mais, en général, il y avait défaut absolu de ressources, misère profonde. Sur ce nombre, comptons 16 femmes dont 3 nourrices; une autre était choréique et s'est guérie. Morts 14.

7° ÉMOTIONS PROFONDES.

J'ai déjà cité la famille Mertès (p. 37); je trouve 16 autres cas analogues, en tout 20 cas.

Le jeune Dodell est renversé par une voiture et manque d'être écrasé : la diarrhée le prend le lendemain et les autres accidents, le surlendemain. Le nommé Grimm apprend le soir la mort de sa fiancée, enlevée en vingt-quatre heures, et deux jours après il est atteint à son tour. Un autre assiste à l'inhumation d'un de ses amis enlevé également très-rapidement, puis tombe malade; celui-ci le devient après un violent accès de colère; un autre, sous le coup d'une condamnation à six mois de prison, attendait tous les jours l'avis d'aller se constituer prisonnier et en était très-affecté.

Une jeune fille apprend tout à coup le secret de sa naissance; ceux qu'elle regardait comme ses parents ne l'étaient pas, elle n'avait même plus sa mère. Trois jours après, elle s'alite, se plaint de bourdonnements d'oreille, de céphalalgie; on croit à une fièvre typhoïde au début et un purgatif salin est administré : immédiatement éclatent les accidents. La religieuse de la salle s'est souvent étonnée du refus obstiné de cette pauvre fille d'accepter le moindre secours.

8° FEMMES ENCEINTES OU RÉCEMMENT ACCOUCHÉES.

Comptons 18 femmes enceintes de 2 mois à 8 mois 1/2.

Grossesse de 2 mois....	1	morts 1	
— 4 —	4	— 3	La 4e est avortée pendant la convalescence et guérie.
— 4 — 1/2..	1	— »	
— 5 —	3	— 2	
— 6 —	1	— 1	
— 7 —	4	— »	
— 8 —	3	— 2	
— 8 — 1/2..	1	— 1	de fièv. puerpér. le 31e jour.
	18	10 — 56 0/0	
Comptons encore 3 accouchées depuis 15 et 28 jours.....	3	3	
	21	13	

La femme Merlinche, atteinte à la suite d'une pleurésie, était enceinte de 7 mois et demi ; mais elle a déjà été comptée aux maladies aiguës.

Deux femmes, qui se sont guéries, n'ont pas avorté et sont accouchées depuis heureusement et à terme ; toutes deux étaient enceintes de 7 mois.

Des autres, 11 ont avorté certainement, savoir : 3 chez elles, avant leur entrée, et 8 à l'hôpital, comme le témoignent les registres des naissances ; pour les 5 autres, on ne sait si elles ont avorté ou non. Sur les 11 avortements certains, il y a eu 5 morts et sur les 5 femmes dont l'avortement est incertain, il y a 5 morts.

Le pronostic serait donc plus favorable pour une femme cholérique enceinte qui avorte, que pour celle qui n'avorterait pas. Je m'explique maintenant la satisfaction avec laquelle fut accueillie la nouvelle de l'avortement d'une de ces malades, par un de nos illustres maîtres. La mortalité sur ces malades n'a donc été que de 5 sur 11 ou

45 pour 100; nous verrons bientôt ce qu'elle a été sur les femmes accouchées à terme.

Le tableau précédent ne fournit aucun renseignement sur l'époque la plus ou la moins dangereuse de la grossesse en cas d'avortement par le choléra.

Suivent 3 observations; l'une, d'avortement et de guérison; l'autre, de non avortement et de guérison, mais avec une durée plus grande de la maladie; enfin la dernière, de mort par fièvre puerpérale.

H.... (*Georgina*), 24 ans, couturière, entrée le 29 novembre.

Cette malade était déjà accouchée le 30 janvier 1865 d'un enfant qui mourut 6 mois plus tard ; puis, à la suite de ses couches, qui ne furent pas excellentes, elle fut atteinte de varioloïde.

Cette fois elle entre à l'hôpital, enceinte de 8 mois, au 2e jour de son choléra, sans compter un jour de diarrhée prémonitoire, le 27.

Le 28. La diarrhée redouble, les vomissements surviennent ainsi que les crampes et la forcent d'entrer à l'hôpital le 29.

Le 29. Elle est algide ; la sécrétion urinaire a presque cessé ; la voix est voilée; refroidissement général ; cyanose partielle à la face ; nausées fréquentes ; pouls à 106, filiforme. — Elle annonce que, depuis hier, elle ne sent plus les mouvements de son enfant.

Thé au rhum, potion faible, glace, sinapismes.

Le 30. Elle est réchauffée, la langue est tiède ; la malade est plus éveillée, moins affaissée ; les vomissements persistent cependant et sont bilieux. Les mains sont cyanosées ; mais le pli fait à la peau se déplisse bien ; pouls à 104, plus saisissable qu'hier. Le thé la fait vomir, dit-elle.

Eau de Seltz vineuse ; glace, café, bouillon froid.

La malade se plaint de douleur de reins.

Le 1er décembre. L'algidité est reparue ; la malade est froide ; les vomissements, plus fréquents ; pouls à 108, filiforme. Douleur de reins plus prononcée.

Élixir de la Grande-Chartreuse, une partie dans 2 parties d'eau sucrée.

Le 2. On annonce l'avortement survenu à 1 heure du matin.

La malade est bien réchauffée ; les yeux sont enfoncés, cernés et le gauche s'injecte finement ; le pouls est à 108.

L'utérus est bien revenu sur lui-même ; le bord supérieur est à 4 travers de doigt au-dessus du pubis ; il n'y a pas de douleur abdominale.

Tilleul orangé, élixir de la Grande-Chartreuse, bouillon.

Le 3. Les seins sont un peu douloureux ; la malade a un peu de fièvre ; le pouls, à 104 ; la peau, chaude, halitueuse ; elle n'a eu ni vomissements ni selles ; pas de douleurs dans le bas-ventre ; la langue est bonne.

Ouate sur les seins ; même traitement.

Le 4. Le pouls est à 100, bien sensible ; pas de vomissements ; 2 selles hier dans la journée ; les seins sont gonflés légèrement, peu douloureux.

Le 5. La soif diminue ; les yeux, jusque-là enfoncés dans les orbites, commencent à se relever ; pouls à 96. Les lochies sont modérées.

Tilleul avec feuille d'oranger ; bouillon, potage.

Le 6. L'amélioration continue ; pouls à 88.

Le 7, le 8, il en est de même ; le pouls suit sa marche descendante ; il est à 72 ; les seins ne sont plus sensibles ; la soif diminue, etc.

Le 9. La malade se plaint de douleurs de ventre ; les lochies sont arrêtées ; le pouls est à 60, souple, bon ; l'appétit se fait sentir.

Cataplasmes sur le ventre ; sinapismes aux mollets ; potion avec l'eau de tilleul, 125 grammes ; sirop de quinquina, 45 grammes ; acétate d'ammoniaque, 80 grammes ; teinture de cannelle, 8 gr.

Le 10. Les lochies ont repris leur cours. — Excellent état.

Le 11. L'amélioration continue ; pouls à 60.

Les jours suivants, il en fut de même ; le pouls descendit jusqu'au treizième jour où il était à 48, puis il remonta lentement jusqu'à 72, chiffre qui paraît la normale de la malade.

Pendant la convalescence, elle eut un peu d'angine ; mais la salle était froide, et ce fut général.

Exeat le 1er janvier. — J'ai revu la malade chez elle ; elle était bien portante, ne se plaignait de rien, ne ressentait rien.

Femme *Certot*, 22 ans, repasseuse.

Cette femme entre à l'hôpital le 6 novembre accompagnée de ses deux petits enfants ; mais elle seule est malade.

Elle annonce qu'elle se croit enceinte de 7 mois, sans en être absolument certaine, parce que jamais elle n'a senti de mouvements.

Elle était à Paris depuis 13 jours, venant de Belgique. Quatre jours après son arrivée, elle fut prise de diarrhée et de coliques, que des lavements laudanisés, une potion au sous-nitrate de bismuth et un régime bien dirigé, arrêtèrent au début. Mais le 1er novembre, les accidents du choléra débutèrent à la suite d'imprudences.

Au moment de son entrée, les accidents sont déjà en partie enrayés ; ce dont la malade se plaint le plus, c'est d'une sensation de brûlure au creux épigastrique ; le pouls est petit, à 96 ; pas de cyanose ni de refroidissement ; yeux cernés, enfoncés.

Potion de 120 grammes avec acétate d'ammoniaque ; lavement avec 8 gouttes de laudanum ; sinapismes.

Le 7. La malade est toujours bien réchauffée ; injection des deux yeux ; pouls à 92 ; 3 vomissements bilieux.

Ipéca, 2 grammes ; sinapisme au creux épigastrique.

Le 9. La malade a vomi toute la nuit et encore ce matin. Hoquet ; pouls à 100 ; langue fraîche ; il n'y a pas de refroidissement encore, mais de la tendance à ce résultat.

Glace, eau de Seltz ; friction avec un liniment camphré.

Le 10. Elle est affaissée ce matin ; les vomissements ont continué pendant la nuit ; les yeux sont comme morts ; pouls à 96.

Le 11. L'affaissement continue ; les yeux ont perdu leur convergence ; ils sont en partie recouverts par la paupière supérieure et dirigés en haut. Langue collante, facies altéré ; pouls à 100.

Potion avec sirop d'éther, 30 grammes, sirop de quinquina, 30 grammes, et acétate d'ammoniaque, 8 grammes.

Le 12. Même état. — Lavement avec 100 grammes de vin pour la réveiller.

Les vomissements, le hoquet continuent toujours.

Le 13. Les vomissements ont un peu diminué ; pouls à 104 ; langue collante avec enduit blanchâtre, les yeux ont repris leur symétrie, mais il reste encore une certaine discordance entre eux. — Continuer la potion.

Les 14 et 15. Les vomissements diminuent encore, la douleur épigastrique est moins vive ; le hoquet, moindre, mais la langue est toujours collante, la soif vive ; pouls à 100.

Le 16. La face semble un peu bouffie ; les vomissements ont encore diminué ainsi que le hoquet ; pouls à 96.

Le 17. Pouls à 92 ; la langue est meilleure ; on annonce encore 5 vomissements bilieux.

Le 18. Aggravation. La malade a éprouvé une vive contrariété hier, les vomissements sont revenus plus nombreux (10 fois), quelques mouvements convulsifs dans les mâchoires, les mains ; absence de sommeil, cauchemars ; elle avoue qu'étant jeune elle avait souvent des attaques de nerfs ; pouls à 104.

Le 19. La peau du corps est sèche, la langue plus collante ; pouls à 112 ; 5 selles et 8 vomisssements.

Le 20. Elle se plaint d'une douleur sous le sein quand elle respire, à la pression ; respiration un peu soufflante ; pouls à 100.

Le 22. Le cauchemar continue, mais le spasme de la mâchoire est diminué ; contracture des mains ; pouls 96. Les vomissements diminuent.

0,05 extrait de belladone en 2 pilules..

Le 23. La malade dit avoir faim ; elle a bien dormi la nuit ; la bouche est amère ; pouls 96.

Le 25. La langue est bonne ; le pouls baisse enfin : 84.

Le 27. L'estomac est un peu plus douloureux ; thériaque 1 gr. en 3 doses à prendre le matin, à midi, le soir.

Le 1er décembre, la convalescence est définitivement commencée, et la malade sort le 4 du même mois.

Depuis elle est accouchée à terme, à l'hôpital Saint-Antoine.

Les deux observations précédentes montrent bien la différence d'allure dans la marche de la maladie dans ces deux cas opposés ; chez l'avortée l'amélioration fut rapide, une fois l'avortement terminé ; chez l'autre, elle fut lente à s'accuser, entravée d'accidents gastralgiques, de hoquet, de contractures, etc.

Cependant l'autre malade, également enceinte de 7 mois, n'eut aucun de ces accidents; son choléra fut toujours léger. Pendant toute la durée de sa maladie, elle a toujours senti les mouvements de son enfant, et nous, nous avons toujours entendu les bruits du cœur du fœtus.

Blin, âgée de 36 ans, blanchisseuse.

Elle était à Paris depuis 8 mois, et le jour de son entrée à l'hôpital, sa grossesse datait de 8 à 8 mois et demi ; enfin elle s'y présentait moins pour la diarrhée, qu'elle disait avoir depuis 14 jours, que pour son accouchement devenu imminent.

Les renseignements fournis par la malade sont peu concordants; au bureau d'entrée elle accuse 15 jours de diarrhée et de vomissements ; à son lit elle n'accuse que de la diarrhée ; à son domicile, on ne l'a jamais vu vomir. La malade est du reste fort apathique, n'aimant pas à se déranger, et souvent elle se privait d'une chose utile, même nécessaire, parce qu'il aurait fallu aller la chercher au dehors.

Entrée le 10 octobre, elle accouche le 11 à 5 heures du matin d'un garçon mort-né.

Le 13. La malade déclare avoir éprouvé un frisson ce matin ; le ventre ne paraît pas douloureux ; peut-être est-ce un frisson se rattachant à la fièvre de lait.

Le 14, nouveau frisson peu intense ; le palper abdominal est un peu douloureux, les seins ne le sont pas ; le pouls s'élève à 84 ; pas de dyspnée.— Cataplasmes sur le ventre ; 1 gramme de sulfate de quinine en quatre pilules.

Le 15, le mouvement inflammatoire est plus prononcé ; pouls à 100, plein ; diète ; boissons émollientes ; 20 sangsues sont appliquées sur le ventre.

Le 16, le pouls est aussi élevé, aussi plein ; la malade prend l'aspect typhique, sa langue se sèche ; elle n'accuse que des nausées. Quatre selles bilieuses.— Frictions mercurielles.

Le 18, la diarrhée persiste, les nausées diminuent ; le pouls diminue, 92 ; il est plus dépressible. La langue se nettoie, s'humecte. — Potion avec sous-nitrate de bismuth, 8 gr.

Le 21, aspect typhique; la langue redevient sèche; il n'y a plus de douleur abdominale; les seins sont tombés, tout mouvement fluxionnaire a disparu. — Décoction de Sydenham avec 8 gr. de sous-nitrate de bismuth. . . . .

Le 22, une sueur visqueuse recouvre la malade; son état général est le même; la diarrhée est moins abondante. . . .

Le 25, le pouls, qui est à 84, est plein; mais l'aspect typhique persiste ainsi que l'état de la langue; ce matin elle a éprouvé un léger frisson. . . . . .

Le 26, la peau est très-chaude; la malade n'a eu que deux selles et pas de vomissement; même état général; pouls à 92.

Le 27, un frisson assez prolongé s'est fait remarquer ce matin; le pouls est à 84; la douleur abdominale reparaît, mais faible; un peu de météorisme. — Ipéca, 1 gramme. Dans la soirée, 0,75 de sulfate quinine en trois pilules. . . . .

Le 28, la malade présente une teinte subictérique de la face; elle est refroidie ce matin; pouls à 112, petit; pas de dyspnée. — Eau vineuse, eau de Seltz; potion de 125 grammes avec eau de menthe; extrait de quinquina, 2 grammes; acétate d'ammoniaque, 4 grammes, et sirop d'écorces d'oranges amères, 30 grammes.

Le 29, la langue s'est humectée; le pouls est redescendu à 88; trois selles dans la journée.

Le 30, nouveaux frissons hier soir, et ce matin; la teinte subictérique qui s'était atténuée est plus prononcée qu'avant-hier; pouls à 96. La langue est nettoyée; mais sa surface est desséchée, dure.

Le 31, il n'y a pas eu de frisson; la teinte jaune de la face s'éclaircit; le pouls retombe à 80; mais la langue est toujours sèche. Dans la soirée, la malade délire, elle a du cauchemar.

Le 2 novembre, il y a un peu d'amélioration; il n'y a pas eu de nouveaux frissons, et la langue s'humecte; celle-ci est rouge à la pointe. . . . .

Le 4, nouveaux frissons; teinte subictérique qui reparaît plus prononcée; délire; pouls à 84 le matin, à 100 et 120 le soir.

Le 5, nouveau calme temporaire. . . . . .

Le 6, les frissons sont encore revenus et la teinte jaune de la face se bronze; la langue est sèche, croûteuse. Adynamie pendant le jour; le soir, la nuit délire: la malade se lève, renverse tout.

Le 7, l'état d'hier s'aggrave encore; il y a eu de nouveaux frissons; le pouls devient filiforme; les vomissements bilieux reparaissent.

Le 8, aggravation ; pouls à 104, petit; dyspnée un peu plus accusée; 22 respirations à la minute, courtes; petits mouvements carphologiques dans les membres. La langue est sèche, brune, dure.

Le 9, de nouveaux frissons sont encore signalés ainsi que de vos missements; de la diarrhée parfois involontaire.

Le 10. Le malade meurt à neuf heures du matin.

L'autopsie manque à cette observation; mais pendant cette période active du choléra, elles étaient interdites à l'hôpital.

La malade est donc morte de fièvre puerpérale, qui débuta d'une façon un peu obscure, dont les symptômes furent toujours atténués jusque vers la fin de la maladie.

Trois femmes étaient accouchées, deux depuis quinze jours, l'autre depuis vingt-huit jours. Nous reverrons l'une d'elles à l'article *Complications.*

L'autre, âgée de 27 ans, était accouchée à 8 mois 1/2 d'une fille qui mourut quelques jours après la mère; mais il n'en pouvait guère être autrement, puisqu'elle fut nourrie au biberon; la mère fit passer son lait et ne prit pas de nourrice!

Cette malade n'eut pas de diarrhée prémonitoire; le samedi matin 22 octobre, elle eut plusieurs selles coup sur coup, puis les vomissements survinrent deux heures après, enfin les crampes.

Le lendemain, elle entrait à la salle Sainte-Mathilde algide, froide; elle s'était un peu réchauffée la nuit précédente, mais difficilement. Les vomissements étaient fréquents Ipéca 2 gr., et potion forte deux heures après.

Le 23, il n'y avait pas d'amélioration; peu de pouls, à 108; refroidissement général; la langue seule était chaude.

Potion forte additionnée de 1 gramme d'ammoniaque liquide, café, sinapismes.

Le 24, même état; le sulfate de cuivre ammonical est employé.

Il faut faire observer que c'est le 24 octobre que M. le Dr Burcq vint demander à M. Pidoux de l'essayer dans son service ; la malade lui fut montrée, et il l'accepta.

Le 25. Mort à 2 heures du matin.

L'accouchée, de 28 jours, était âgée de 28 ans ; son enfant était d'une belle venue, bien vivant. Il ne fut ôté à la mère qu'au moment de la maladie de cette dernière, qui, malgré l'affreuse misére où elle vivait, l'avait nourri et soigné de son mieux.

Diarrhée prémonitoire d'un jour ; entrée algide, la pauvre femme est morte dans le même état, le troisième jour de sa maladie.

Nous pourrions compter 12 nourrices, mais je les ai reportées dans d'autres classes, l'allaitement n'étant pas par lui seul une cause assez énergique d'épuisement.

Tous ces malades additionnés nous donnent un total de 286. Si de la différence entre ce nombre et celui de 461 (cas extérieurs) nous défalquons les erreurs de diagnastic (15), les malades non retrouvés, et sur lesquels les renseignements sont incertains (17), puis 2 malades comptés à tort comme rechute, un autre rentré pour complication et qui peut bien ne compter que pour une fois, il nous reste 140 malades, dont la santé était ou excellente, ou bonne, ou faible, mais qui n'avaient jamais été arrêtés dans leurs occupations; la proportion est donc des 3/10es pour ces derniers.

Sur ce nombre, on peut invoquer la contagion directe 53 fois, de parent à parent, d'ami à ami, vivant dans le même appartement et se soignant réciproquement. Mais dans les 87 cas restants, les causes deviennent obscures, insaisissables. J'ai bien compté 20 à 25 petites santés chétives; ceux-ci scrofuleux, couturés de cicatrices scrofuleuses, d'autres ayant eu des coxalgies, des menaces de tumeurs blanches du genou, d'autres atteints de fréquentes ophthalmies, d'autres en pleine évolution d'impétigo du cuir chevelu, etc., etc, Mais les 62 autres malades avaient réellement une belle santé; j'ai trouvé des hommes et des femmes d'une grande vigueur et qu'*à priori* j'aurais cru devoir être épargnés par le fléau, et cependant 30 sont morts (14 femmes et 16 hommes), tandis que les petites santés ont été sauvées en général et beaucoup même n'ont eu qu'un choléra léger.

CHAPITRE V.

CAS INTÉRIEURS.

On appelle ainsi les malades en traitement à l'hôpital pour une affection quelconque, et atteints, pendant le cours de cette maladie, de choléra intercurrent.

Les cas appelés extérieurs sont au contraire ceux des malades atteints en ville et entrés cholériques à l'hôpital.

Le nombre des cas intérieurs est pour moi de 63; pour le bureau de l'hôpital, il est de 68, parce qu'il y fait entrer 6 infirmiers ou infirmières (v. p. 4).

La proportion des cas intérieurs sur les extérieurs serait donc dans le premier cas de 14 0/0, et dans le second de 15 0/0.

En 1854, elle était de 35 0/0, et dans le second de 36 0/0. Cette différence entre les deux épidémies est heureuse, consolante et pleine d'espérances. Cependant il ne faut pas oublier qu'en 1854, l'épidémie commencée le 17 mars à l'hôpital Lariboisière (ouvert le 13 mars) s'est prolongée jusqu'à la fin de décembre, ce qui lui donne 9 mois et demi de durée, tandis que cette dernière en 1865 n'est que de 3 mois et demi.

La mortalité est toujours très élevée sur les cas intérieurs :

47 morts sur 63 malades, ou 74,60 p. 100.
ou bien 47 » sur 68 » ou 69,10 p. 100,
si on compte les infirmiers parmi les cas intérieurs.

En 1854, elle fut de

90 morts sur 119 malades ou 75,71 p. 100.
ou bien 90 » 122 » ou 73,77, si on compte les infirm.

Les rapports de M. l'inspecteur Blondel nous ont appris :

Que le développement des cas intérieurs suit les mêmes périodes croissantes et décroissantes que les cas extérieurs, mais de plus loin ;

Qu'il varie beaucoup d'hôpital à hôpital ;

Qu'il n'est pas en rapport avec le nombre plus ou moins considérable des cas extérieurs.

Ce dernier point a seul été contesté ; car c'est le point important dans la question de la contagion ou de la non-contagion, lorsque l'isolement des malades n'est pas pratiqué, ou s'il n'est pas maintenu.

L'administration générale paraît plutôt pencher vers la seconde opinion, tandis que la majorité des médecins des hôpitaux adopte la première. Ce n'est cependant qu'une divergence d'opinions ; car en pratique, de fait, les mesures adoptées de part et d'autres ont été celles que l'on prendrait si la contagion était certaine, adoptée par tout le monde.

Je devais rechercher s'il existe un rapport entre le nombre des malades venus de l'extérieur et celui des cas déclarés ensuite à l'intérieur. Quand l'un augmente, l'autre augmente-t-il proportionnellement et aux mêmes époques?

Il doit en être ainsi si le mode de propagation du choléra est l'infection, et ce rapport existera qu'il y ait ou non isolement des malades; car la cause de la maladie, c'est alors un germe né en dehors de l'organisme, se reproduisant en dehors de lui, et exerçant son influence à la fois sur l'hôpital et sur la zone urbaine environnante. Dans ce cas, le développement du choléra devrait se faire simultanément à l'extérieur et à l'intérieur.

Pourquoi ce retard constaté dans tous les rapports officiels? Ce n'est pas une immunité locale, puisque dans quelque temps, après une période de quelques jours, la maladie va paraître et se développer. Il y a donc une autre cause, un autre mode de propagation : l'infection par contagion, ou la contagion.

Dans ce dernier cas, avec la mesure de l'isolement des malades au fur et à mesure de leur entrée, les cas intérieurs devront se développer d'une façon moins régulière; le rapport pourra se trouver tantôt inverse, tantôt direct et celui-ci être ou trop fort ou trop faible, et cela à des époques diverses et même au moment le plus sérieux de l'épidémie. Plus le rapport sera variable, moins la propagation par seule infection sera probable; car les immunités locales ou individuelles ne rendent pas compte de ces irrégularités. La cause, c'est l'isolement successif, permanent, mais c'est aussi le défaut de contagion qui en découle; le germe morbide reproduit par cet organisme malade n'a pas trouvé à se développer.

A l'hôpital Lariboisière nous trouvons ces diverses circonstances; d'une part, isolement des malades à partir du

1er octobre, puis rapports irréguliers, variables entre les cas extérieurs et les cas intérieurs, à tous les moments de l'épidémie.

J'ai dressé le tableau suivant; les cas extérieurs et les cas intérieurs, additionnés de 5 en 5 jours, y sont mis en regard; dans la 3e colonne est le rapport que j'ai trouvé, non pas entre les chiffres de la même période de 5 jours (car les rapports sont presque tous inverses l'un de l'autre dans ce cas), mais entre les cas extérieurs d'une période et les cas intérieurs de la période suivante; c'est dans ce cas seulement qu'il existe un certain rapport direct, mais variable, d'une époque à l'autre.

	PÉRIODES.	CAS.		RAPPORT Entre les cas extérieurs d'une période et les cas intérieurs de la période suivante.
		Extérieurs.	Intérieurs.	
1e	Du 26 au 30 septembre..	8	»	
2e	Du 1er au 5 octobre....	46	1	8
3e	Du 6 au 10 —	77	8	5,75
4e	Du 11 au 15 —	66	12	6,41
5e	Du 16 au 20 —	74	6	11
6e	Du 21 au 25 —	38	19	3,89
7e	Du 26 au 31 —	42	5	7,60
8e	Du 1er au 5 novembre...	23	4	10,50
9e	Du 6 au 10 —	24	»	»
10e	Du 11 au 15 —	8	1	24
11e	Du 16 au 20 —	11	1	8
12e	Du 21 au 25 —	9	»	»
13e	Du 26 au 30 —	7	3	3
14e	Du 1er au 5 décembre..	1	2	3,50

Les rapports les plus fréquents sont donc ceux de 1/6 à 1/8. Si maintenant on cherche ce que devraient être les cas intérieurs à chaque période, en établissant le calcul successivement d'après chacun des trois premiers rapports, on trouve que les chiffres réels sont exacts trois fois pour chacun deux; ce sont ceux qui correspondent à la deuxième période, laquelle n'était guère susceptible de variations, celle qui sert de terme de comparaison, et enfin la onzième.

De ces trois premiers rapports, si nous choisissons celui qui donne les résultats se rapprochant le plus de la réalité (c'est celui de 77 : 12 ou 6,41), on trouve que les nombres réels sont à peu près exacts 5 fois, et trop forts ou trop faibles 8 fois.

Voici les résultats. Il faudrait :

2e période.	1 au lieu de	1
3e	7	8
4e	12	12
5e	10	6
6e	11	19
7e	6	5
8e	6	4
9e	3	0
10e	4	1
11e	1	1
12e	2	0
13e	1	3
14e	1	2

Dans le mois d'octobre, les nombres réels ne sont exacts que 2 fois; à une unité près, ils le seraient à peu près 4 fois, mais en regard de cela, voyez la cinquième période : le chiffre des cas extérieurs (74) se rapporte beaucoup de celui de la troisième (77); pour celle-ci, les cas intérieurs étaient de 12, pour la cinquième, ils sont de 19 : le rapport varie presque du simple au double.

Tout ce qu'on peut dire de plus favorable pour la non-contagion, c'est que, dans le mois d'octobre, lorsque les cas extérieurs ont augmenté ou diminué, les cas intérieurs ont aussi augmenté ou diminué, mais dans des rapports fort inégaux ; même, il y a une fois rapport inverse ; ainsi du 26 au 31 octobre, le nombre des cas extérieurs est augmenté, tandis que celui des cas extérieurs est diminué.

Dans les mois de novembre et de décembre, ces derniers ne paraissent plus être que des cas isolés, sans rapports avec les premiers.

En résumé, à l'hôpital Lariboisière, il y a presque toujours rapport inverse entre les cas extérieurs et les cas intérieurs d'une même période. S'il y a quelque rapport direct, il n'existe qu'entre les cas extérieurs d'une période et les cas intérieurs de la période suivante, et dans ce cas, il est ordinairement inexact et variable d'une période à l'autre.

Telle ne serait pas la marche de l'épidémie si la propagation se faisait seulement par infection générale.

La contagion ne peut donc être rejetée comme inutile pour expliquer ses allures : elle est même probable par cela seul.

Il reste maintenant à expliquer l'origine, le développement des cas intérieurs par la contagion ; c'est ce que je tâcherai de faire plus loin, salle par salle.

M. Blondel fait une distinction parmi les cas intérieurs, suivant que les malades ont une durée de séjour supérieure ou non à cinq jours, parce que le diagnostic est certain dans le premier cas, tandis que dans le second, il est moins sûr et qu'on peut avoir eu affaire à un choléra méconnu, entré à la période prodromique.

Cette distinction est bien justifiée pour un malade nommé *Védrine*, âgé de 27 ans, entré le 5 octobre à l'hôpital et passé le 10 chez les cholériques. La veille, le 4, était entré et mort un de ses camarades, le nommé *Trépier;* tous deux étaient logés dans le même garni, rue de Chabrol, n° 54; tous deux étaient à Paris depuis huit jours, venant de chez le même nourrisseur à Pantin, où ils couchaient dans l'étable. Le dernier fut pris au milieu de la rue, mené chez lui et de là conduit à l'hôpital quelques heures après. Il avait de plus que son camarade, qu'il s'enivrait quelquefois, ce qui lui était déjà arrivé depuis son entrée à Paris. Le premier vint à l'hôpital dès qu'il se vit de la diarrhée, parce que la peur le prit quand il sut ce qui était arrivé à son ami; enfin, il ne s'enivrait pas. N'est-ce pas la même maladie, avec invasion accélérée chez le buveur?

Mais, cette distinction ne peut s'appliquer indistinctement à tous les malades ayant moins de cinq jours; il en est dont le diagnostic est certain dès le premier jour, comme les cas de chirurgie, les varioles, les accouchements, les carcinomes, etc., etc.; les cas où elle s'applique sont ceux de diarrhée, d'embarras gastrique.

Le premier cas signalé, date du 4 octobre.

C'est la femme *Longueval,* 58 ans, détaillante de café à boire dans les chantiers. Le diagnostic inscrit sur la feuille de passage est *Diarrhée,* mais est-il suffisant? Depuis un an, m'a dit son mari, elle s'affaiblissait de jour en jour et s'amaigrissait sans cesse. Sa maladie avait commencé par des hémorrhagies intestinales; outre la difficulté et quelquefois la rareté des selles, elle rendait souvent des matières noires qu'il comparait à de la suie, et dont l'excrétion était accompagnée de vives coliques. N'y avait-il pas là une affection organique de l'intestin?

Le deuxième cas, c'est la nommée *David,* âgée de 24 ans.

Elle était accouchée heureusement chez elle, le 29 septembre, et le lendemain elle vint à l'hôpital, ce qui était une imprudence grave. Quatre jours après, la diarrhée survint, puis les vomissements.

La malade s'est guérie, mais la convalescence a été longue.

A partir du 10 octobre, les cas se multiplient. Voici l'énumération des maladies primitives :

	Femmes.	Hommes.	Morts.
Accouchements	13	»	9
Suites de couches	5	»	2
Imminence d'avortement	1	»	»
Fièvres typhoïdes	7	»	7
Varioles	7	3	6 (fem.).
Phthisies pulmonaires	1	3	4
Bronchite avec emphysème	»	1	1
Affections cardiaques	»	2	2
Embarras gastriques	2	»	2
Diarrhées	2	1	3
Rectite	1	»	1
Colique de plomb	»	1	»
Douleurs névralgiques	1	»	1
Hémiplégies	2	»	
Kyste de l'ovaire	1	»	»
Cancers utérins, d'intestin	3	»	3
Orchite	»	1	1
Néphrite chronique, fistules urinaires.	»	1	1
Cystite calculeuse	1	»	1
Phlegmon de l'œil	»	1	1
Nécroses des os	1	1	1
	48	15	47

M. le Dr Langronne dans l'énumération des cas intérieurs parle d'un chancre induré ; malgré des recherches minutieuses, je n'ai pu le découvrir sur les feuilles de sortie. Il faut donc nous en tenir à cette simple mention. Ce malade est mort. Peut-être était-il en traitement, et sous l'influence des préparations mercurielles, la diarrhée sera-t-elle survenue ?

1° ACCOUCHEMENTS.

Les femmes accouchées récemment (dans les neuf jours) sont au nombre de 13 ; 3 sont accouchées de mort-nés et les autres de 7 filles et 3 garçons, tous sortis bien vivants de l'hôpital. Ces malades sont passées dans les salles spéciales de la façon suivante :

Au 2e jour après l'accouchement..	2	Morts.	2
Au 3e — —	1	—	1
Au 4e — —	1	—	»
Au 5e — —	3	—	3
Au 6e — —	3	—	3
Au 7e — —	1	—	»
Au 8e — —	2	—	»
	13		9 ou 69 0/0

D'après ce tableau on pourrait presque conclure que plus l'invasion du choléra a été rapprochée de l'accouchement, plus la maladie a été meurtrière.

Pendant le mois d'octobre il s'est fait 76 accouchements.

En déduisant 13 avortements sur lesquels 10 furent causés par le choléra, il nous reste 63 accouchements normaux ; les cas de choléra sur les femmes en couches ont donc été de 21 p. 0/0.

En novembre et en décembre, aucune accouchée n'a été atteinte.

Y a-t-il des causes qui expliquent ces atteintes si nombreuses ?

J'ai déjà parlé de la nommée *David* et de son imprudence ; la diarrhée survint le quatrième jour après son entrée, fut arrêtée le jour suivant, mais reprit avec violence le sixième jour, en même temps que les autres symptômes se manifestaient. La convalescence commença le treizième jour.

Fe Melin, 30 ans, lingère (9 octobre).

Pour cette malade on signale des causes morales. Son mari, homme brutal et adonné à la boisson, vint la voir la veille ; il s'ensuivit une scène pénible dans laquelle il fallut intervenir. Notre malade était alors en pleine fièvre de lait ; les accidents se déclarèrent le soir même, et la mort survint le lendemain matin, 9 octobre.

François, 23 ans, domestique (11 octobre).

Entrée à l'hôpital depuis le 2 octobre, elle monte, le 10, accoucher à Sainte-Anne, et repasse le lendemain dans notre salle.

Depuis son entrée cette malade avait de la diarrhée et des vomissements bilieux, sans crampes ; elle est accouchée d'une fille mort-née.

Les accidents continuèrent après l'accouchement.

On espérait bien la guérir : les vomissements étaient arrêtés, la diarrhée diminuait peu à peu quand, le 15, débute une parotidite gauche, en même temps que le genou droit devient le siége d'une assez vive douleur. État typhoïde, adynamique ; les frissons n'ont pas été signalés ; respiration lente : 12 fois par minute.

Eau vineuse, eau de Seltz ; potion avec eau de menthe,

120; extrait de quinquina 2 gr.; sulfate de quinine, 0 gr. 40 ; à prendre par cuillerée toutes les deux heures. Injections d'eau chlorurée.

Le 18, la malade paraît mieux, l'état général est satisfaisant.

Le 20, la parotide s'accumine; on l'incise, et le pus s'écoule facilement; il sortait déjà par le conduit auditif externe.

L'état général est de plus en plus satisfaisant.

Le 21, nous la trouvons s'asphyxiant, les deux globes oculaires projetés en dehors des orbites, les paupières et la partie supérieure des jours œdematiées. Des abcès rétro-oculaires s'étaient probablement développés. Mort à midi.

Il manque l'autopsie à cette observation, mais elles étaient interdites à ce moment.

Marié, 22 ans, domestique (14 octobre).

Imprudences : voulant sortir le neuvième jour après ses couches, cette malade cache qu'elle a de la diarrhée et continue le même régime. Elle devait sortir le 16 octobre, mais le choléra éclata le 14 avec tant de violence que le lendemain elle mourut à quatre heures du matin.

R....., 33 ans, domestique (19 octobre).

Défaut d'acclimatation. Elle arrive de Dieppe le 9 octobre, se présente à l'hôpital le 11, et accouche dans la voiture même. Le troisième jour la diarrhée survient, dure quatre jours, puis débutent les vomissements. La malade s'est bien guérie et facilement.

C....., 26 ans, domestique (22 octobre).

C'est sa troisième couche. Nature épuisée par des

excès de toute sorte. Nous n'avons pu amener l'ombre d'une réaction quelconque.

Veuve B....., 30 ans, journalière (22 octobre).

Vie pénible, alimentation insuffisante, chagrins profonds et intimes. Si j'en crois les rapports de son quartier, cette femme, veuve et sans ressources, avait la vie à charge et désirait que la mort vînt mettre un terme à ses souffrances. — Mort.

Hériaux, 27 ans, couturière (23 octobre).

Les accidents ont débuté brusquement sans diarrhée prémontoire le cinquième jour, et l'algidité n'a pas cessé jusqu'à la mort. Elle travaillait chez un tailleur, qui est mort presqu'en même temps qu'elle et aussi rapidement.

Hue, 43 ans, couturière (21 octobre).

Cette femme était accouchée depuis sept jours d'un mort-né quand elle entra à Sainte-Mathilde, malade déjà depuis deux jours. L'amélioration fut rapide, et neuf jours après la convalescence était certaine.

Quinze jours auparavant, la malade avait fait une chute assez grave ; peut-être encore les pérégrinations nocturnes qu'elle fit pour venir à l'hôpital ont-elles aidé au développement de la maladie. Elle se présenta d'abord à Saint-Louis vers minuit ; n'ayant pu être reçue, elle se dirigea vers notre hôpital ; mais elle et la dame qui l'accompagnait, elles se perdirent et n'arrivèrent qu'à trois heures du matin. Déjà la malade perdait du sang et des eaux ; à chaque instant il fallait qu'elle s'arrêtât.

X....., 28 ans, domestique (23 octobre).

Elle est accouchée depuis cinq jours d'un mort-né quand elle entre à la salle Sainte-Marie. Il est probable qu'elle n'était pas à terme, car chez elle on ne la savait pas enceinte.

Au moment de son départ pour notre hôpital, elle demande à aller à la consultation ; l'état de souffrance où on la voyait depuis plusieurs mois, les quantités prodigieuses d'eau qu'elle buvait un peu ostensiblement, lui firent accorder cette autorisation par ses maîtres. Ils s'attendaient bien à la voir séjourner à l'hôpital et en prévinrent son frère. Elle entre donc le mercredi 18 octobre et accouche le soir même à onze heures.

Le lendemain jeudi, son frère vient la voir et, ne la trouvant pas dans la salle d'accouchements, ne s'est douté de rien.

C'était sa seconde couche; déjà, en 1862, elle était accouchée à la Clinique, et depuis trois ans qu'elle faisait élever cet enfant personne ne le savait.

Toutes ces préoccupations lui ont peut-être été funestes.

Pour les 3 autres accouchées, je n'ai pas de renseignements spéciaux : l'une s'est guérie, c'est une étrangère qui s'est hâtée de quitter Paris ; les 2 autres venaient de la banlieue ; elles furent surprises l'une au deuxième, l'autre au sixième jour, et toutes deux ont succombé.

Parlons maintenant d'une jeune fille entrée pour un avortement imminent qui fut heureusement empêché.

Davoine, 26 ans, domestique (3 novembre).

Elle entre à la salle Sainte-Anne le 28 octobre, enceinte de 6 mois et perdant du sang depuis 3 jours.

L'avortement est prévenu, mais, le 2 novembre, la diarrhée survient la nuit, et les vomissements le lendemain matin. A Sainte-Marie, où on la transporte, elle fut traitée un moment par la sulfate de cuivre ; mais il fallut cesser, elle vomissait encore plus. Le 7 novembre, nous recevons la malade ; elle était alors en pleine réaction, avec un peu de congestion cérébrale, de hoquet et le pouls à 96.

Les jours suivants, l'amélioration continue, et, le 11, la malade ressent pour la première fois les mouvements de son enfant. Pendant la convalescence il est survenu des fourmillements, de la contracture légère des extrémités, puis un peu de bronchite, de congestion pulmonaire : tout cela s'est jugé par des sueurs copieuses.

La malade est rentrée le 2 février pour accoucher à terme d'un garçon bien vivant.

La santé était assez bonne, à part de fortes migraines qui lui occasionnaient souvent des vomissements. Elle était à Paris depuis plusieurs années, chassée de son pays natal par des fièvres intermittentes rebelles, qui disparurent bientôt quand elle l'eut quitté.

Comme cause prochaine de son choléra elle signale la mort de son fiancé, enlevé par une fièvre typhoïde.

2° SUITES DE COUCHES.

Les maladies survenues après l'accouchement sont les suivantes :

Abcès de l'aine	1
Phlegmon puri-utérin	1
Phlegmon de la fosse iliaque	2
Fièvre puerpérale	1

Abcès de l'aine.

1re *Beutz*, 23 ans, journalière (23 octobre).

Cette femme est Allemande et ne comprend pas du tout la langue française. Le 8 octobre, elle fait une fausse couche de quatre mois et demi, et, dix jours après, elle entre à la salle Sainte-Claire avec un abcès à l'aine qu'elle attribue à son avortement. La diarrhée commença dès le lendemain, puis les autres accidents survinrent quatre jours après; enfin, le 23 octobre, elle fut transportée à Sainte-Mathilde.

Dès qu'elle se vit dans cette salle, la peur la prit; elle voulut s'en aller, d'autant plus que personne ne la comprenait. Elle est donc sortie le troisième jour, non guérie bien entendu et malgré toutes les observations possibles; les selles, les vomissements étaient encore fréquents, le pouls était à 106 et petit. Elle est restée une semaine gravement malade chez elle, et la convalescence en a demandé cinq autres.

A quoi faut-il attribuer cet abcès? Nous avons accepté le diagnostic inscrit sur la feuille : abcès de l'aine, suite de couches; une excoriation des parties génitales externes suffisait pour le produire.

Cette malade est loin d'être d'une santé satisfaisante; chez elle elle m'a fait voir l'œdème de ses jambes remontant jusqu'aux genoux, m'a fait comprendre qu'elle avait de la dyspnée.

A l'auscultation, j'ai découvert un fort bruit de souffle au premier temps avec maximum à la base du cœur, puis de l'œdème pulmonaire. J'aurais été heureux de connaître d'une façon certaine la cause de cette infiltration; j'ai bien employé un petit interprète de six ans; mais, après avoir transmis mes questions, il me regardait d'un air aussi étonné que la malade. Cette dernière était-elle une rhumatisante affectée d'une affection cardiaque, avait-elle eu de l'albuminurie gravidique? La grossesse n'était que de 4 mois et demi, et l'albuminurie est rare chez les femmes enceintes avant le sixième mois.

De plus le bruit de souffle était très-fort, se prolongeant pendant le petit silence; l'impulsion cardiaque était prononcée; il y a donc bien plus de probabilité pour une lésion cardiaque.

Fe Mansard, 35 ans, domestique (10 octobre).

Cette dame, primipare, était accouchée le 15 août à l'hôpital Saint-Louis et à terme; sa grossesse avait été heureuse, d'après le récit de son mari; l'enfant était bien portant, mais la mère ne l'avait pas nourri. Celle ci ne rentra chez elle que le quinzième jour, se plaignant déjà de douleurs dans la fosse iliaque droite, et pendant toute la durée de son séjour chez elle elle mit constamment des cataplasmes pendant la nuit. Son état empira, puis elle se décida à rentrer à l'hôpital le 18 septembre; quelques jours après, l'ouverture du foyer de suppuration se fit spontanément dans le gros intestin; ce fut là le début de la diarrhée.

Le 7 octobre, le choléra frappa cette malade, mais sans grands accidents; un peu plus de diarrhée, des vomissements un peu bilieux, pas de crampes, un peu moins de sécrétion urinaire, de l'oppression. Jamais cependant il n'y eut de réaction complète; l'amélioration d'un jour était suivie d'une recrudescence, de symptômes plus graves, prostration, délire. Le 17 octobre, on nous fit remarquer une tumeur fluctuante au niveau de l'arcade crurale du côté droit; la peau n'était ni rouge ni enflammée; il n'y avait pas lieu de craindre une ouverture spontanée de ce côté et la tumeur ne fut pas ouverte par le bistouri. Le même jour, les symptômes du choléra reprirent avec une nouvelle intensité, et la malade mourut le surlendemain.

C'est elle qui est inscrite avec le diagnostic de phlegmon péri-utérin; les débuts de la maladie annonceraient peut-être plutôt un phlegmon de la fosse iliaque.

Phlegmons iliaques.

F[e] *Ledieu*, 17 ans, passementière (17 octobre).

Depuis son accouchement cette malade n'a pour ainsi dire pas quitté l'hôpital. Elle accouche le 20 août à terme et sort au bout de neuf jours. Le même jour elle reçoit une forte pluie qui transperce ses vêtements et la refroidit; quelques jours après, la fièvre s'allume et force la malade de rentrer à l'hôpital le 31 du même mois. Surprise par l'épidémie le 17 octobre, elle s'est guérie, puis est retournée dans une autre salle continuer le traitement de sa maladie primitive; elle a dû en mourir à l'Hôtel-Dieu, si j'en crois les renseignements pris à son domicile.

F[e] *Morel*, 29 ans, journalière (21 octobre).

L'accouchement de cette malade s'est fait à l'hôpital Saint-Louis le 1er octobre; elle rentre chez elle neuf jours après, mais pour un jour seulement, puis revient le lendemain à l'hôpital Lariboisière. Son enfant était mort cinq jours après sa naissance. C'est encore un refroidissement, une averse, qu'elle signale comme cause de sa maladie; les symptômes du début, frissons, fièvre, douleurs, avaient été peu intenses et tout annonçait une maladie légère. L'origine de la diarrhée est rapportée par la malade à un purgatif salin administré le 17. Deux jours après, les vomissements survinrent.

Envoyée aux Petits-Ménages, la malade fut de là dirigée sur l'Hôtel-Dieu. Elle se rappelle bien le diagnostic de sa maladie, qui fut souvent discuté devant elle; c'est une tumeur phlegmoneuse de la fosse iliaque gauche qui fut soignée par des vésicatoires multiples, et la malade assure n'avoir jamais eu de suppuration qui se soit fait jour : la résolution a donc eu lieu.

La santé laisse beaucoup à désirer chez elle: jeune, elle eut de nombreuses adénites scrofuleuses, plus tard des conjonctivites, et, au moment de ma visite, elle souffrait d'une kérato-conjonctivite de l'œil droit; outre la photophobie, le dépoli et l'obscurcissement général de la cornée, on remarquait sur celle-ci deux opacités. De cinq enfants il lui en reste deux, et deux sont morts de tuberculisation pulmonaire; une de ses sœurs est morte de la même maladie à l'âge de 17 ans, mais les parents n'en étaient pas affectés : son père vivait encore jouissant d'une belle santé; sa mère était morte depuis quinze ans d'un érysipèle de la face.

La malade est employée dans une fabrique de parfumerie: y aurait-il quelque relation de cause à effet entre ses maladies d'yeux et les émanations de cette fabrique?

Fièvre puerpérale.

Veuve *Manchot*, 27 ans, couturière (16 octobre).

Depuis le 25 juillet cette malade n'avait pas quitté l'hôpital, excepté pendant cinq jours. Un mois avant son accouchement, elle entre à la salle Sainte-Eugénie, puis accouche le 22 août à terme, retourne dans sa salle jusqu'au 22 septembre, et part au Vésinet; mais ce ne fut par pour longtemps, car six jours après elle revenait à la salle Sainte-Claire. C'est là que le choléra l'atteint le 16 octobre.

A son entrée dans la salle des cholériques, elle était expirante, glacée, sans pouls ni radial ni crural; la langue était un vrai glaçon; extinction absolue de la voix, symptôme rare cette année. Le diagnostic transmis était celui qui est inscrit en tête; sans cela nous n'aurions jamais pu savoir la maladie de cette femme, qui n'était déjà plus qu'un corps inerte à son entrée.

Je n'ai pas relevé sur la statistique générale de l'hôpital d'autres maladies analogues pendant le mois d'octobre. Pendant le mois de novembre il y eut deux phlegmons des ligaments larges, et comme l'inscription de la maladie est faite d'après le jour de sortie il s'ensuit (ces maladies étant toujours de longue durée) que les deux malades étaient à l'hôpital pendant le mois d'octobre, ce qui donne 4 cas analogues en tout présents pendant ce mois: deux seulement furent donc épargnés par le fléau.

FIÈVRES TYPHOIDES.

Nous en avons 6 certaines et 1 douteuse; comptons 7, toutes chez des femmes et toutes mortelles.

Du 1er octobre au 31 décembre, 79 fièvres typhoïdes sont sorties de l'hôpital; en octobre, 38 (21 hommes et 17 femmes), sur lesquelles 3 seulement sont passées dans les salles spéciales, ce qui donne 8 pour 100 sur la totalité, et 18 pour 100 si on ne calcule que sur les femmes. En novembre, 21 (11 hommes et 10 femmes), sur lesquelles 2 femmes sont devenues cholériques, ce qui donne 9,5 pour 100 sur la totalité, et 20 pour 100 sur les femmes. Enfin en décembre, 20 dothinentéries (8 hommes et 12 femmes); une seule de ces malades devint cholérique.

Ainsi donc, sur 39 femmes atteintes de fièvre typhoïde et soignées à l'hôpital, 6 furent atteintes de choléra, c'est-à-dire 15 pour 100, tandis que pas un homme ne le fut.

Langeneger, 22 ans, domestique (10 octobre).

Trois jours plus tard, cette malade devait partir au Vésinet pour y terminer sa convalescence; la maîtresse qu'elle servait vint la veille lui apporter ce qui lui était nécessaire pendant son séjour, mais la pauvre fille était depuis deux jours passée chez les cholériques.

Elle était à Paris depuis neuf mois, et pendant huit jours avant son entrée à l'hôpital (16 septembre) elle eu la céphalalgie intense, les épistaxis, les bourdonnement d'oreille, symptômes du début de sa maladie. Rien de spécial ne fut signalé pendant le cours de celle-ci, qui devait se terminer suivant les prévisions habituelles.

On assure que le 10 octobre elle fut terrifiée en voyant deux malades, presque ses voisines (elle était au lit n° 15, et les autres aux n°s 18 et 19), prises subitement de choléra et transportées à la salle Sainte-Mathilde; quelques heures après elle y venait aussi, pour mourir dans le coma, l'asphyxie chaude, sept jours après.

C'est la gastro-entérite qui a prédominé d'abord pendant la réaction; les vomissements bilieux étaient fréquents, considérables; l'abdomen sensible à la pression; le hoquet survint rapidement et persista jusqu'à la veille de la mort, jour où tous ces symptômes disparurent pour faire place au coma, à l'asphyxie.

Le jour de sa mort (17 octobre) le pouls était à 152 à la visite du matin et le nombre des inspirations ne dépassait pas 13; cette circonstance et bien d'autres encore faisaient dire à notre bien-aimé maître M. le Dr Pidoux que le choléra dissociait toutes les fonctions, celles même réputées invariablement solidaires les unes des autres.

Roussel, 27 ans, domestique (13 octobre).

C'est à peu près la même histoire. Entrée le 7 octobre, au quinzième jour de sa maladie, elle s'entretenait déjà avec sa sœur de sa sortie prochaine et tout allait pour le mieux. Seulement sa santé était moins bonne que celle de la malade précédente; elle était sujette à des dyspepsies fréquentes. Aussi la lutte fut-elle courte entre elle et le choléra; les vomissements commencèrent pendant la nuit du 12 au 13 octobre, et la mort survint le 13 à 10 heures du matin.

Faut-il invoquer l'émotion que lui causèrent les trois malades précédentes, plus une autre, prise encore la veille dans la même salle?

Milliet, 22 ans, domestique (24 octobre).

Cette fille fut un peu surmenée ; déjà souffrante des prodromes de sa maladie, elle fut néamoins obligée d'aider au déménagement de ses maîtres pendant trois jours ; ceux-ci, ne pouvant lui donner des soins convenables dans leur nouveau logement, durent l'envoyer à l'hôpital. Déjà la malade avait eu du délire, mais alors il devint de la fureur quand on vint la chercher pour l'y mener. Cependant elle allait mieux et annonçait son départ prochain pour retourner dans sa famille en province.

C'est alors que le choléra éclata vingt jours après son entrée, et la mort ne fut pas longue à venir : le même jour, à six heures du soir, le malade mourait.

Trois jours auparavant, trois femmes de la même salle avaient été atteintes du choléra.

Jouanne, 18 ans, repasseuse (3 novembre).

Cette jeune fille était à Paris depuis le 2 septembre et dans de mauvaise conditions, car elle avait beaucoup souffert de la misère avant d'y venir, et, bien qu'améliorée, sa santé était encore faible. Un mois et demi après son arrivée la fièvre typhoïde se déclara et la malade fut soignée quinze jours chez ses maîtres; il fallut cependant l'envoyer à l'hôpital : elle avait du délire tranquille, mais continuel, des hallucinations, ne parlait que de morts, de jugement dernier, et tout cela effrayait fort les personnes qui la soignaient. Entrée à l'hôpital le 27 octobre, elle fut atteinte de choléra le 3 novembre. Elle mourut le même jour.

Jaulin, 23 ans, domestique (29 novembre).

Elle nous est venue de la salle Sainte-Joséphine comme les deux précédentes et comme la suivante.

Sa fièvre typhoïde fut légère, bien que lente dans sa marche.

Entrée au huitième ou dixième jour de sa maladie, le 21 novembre, elle fut atteinte de choléra huit jours après, et comme toutes les autres au moment où la convalescence commençait. C'était, du reste, une pauvre santé qui réclamait bien des ménagements, bien des soins.

A son arrivée à la salle Sainte-Mathilde, la malade était déjà algide, froide, cyanosée; respiration fréquente, anxieuse; soif très-vive; œil morne; visage exprimant la souffrance; pouls insensible à l'artère radiale, battant 108 fois à la crurale; langue froide. La nuit suivante, elle eut une selle prodigieuse qui inonda le lit, le plancher et le voisinage; il s'ensuivit une syncope au milieu de laquelle elle mourut.

Requener, 23 ans, domestique (23 décembre).

Le choléra l'atteint le vingt-neuvième jour de sa maladie, au moment de la convalescence. Comme les malade précédentes, c'était une triste santé; depuis un an qu'el était à Paris elle n'avait cessé, pour ainsi dire, d'être souffrante; aussi changeait-elle souvent de maison.

La réaction fut adynamique: langue sèche, noirâtre ; cris inarticulés, incessants; pouls, 104; puis une eschare énorme de 0,15 de diamètre, avec un décollement circonférentiel du double, vint précipiter le dénouement ; la peau était entièrement détachée des tissus sous-jacents.

Mort le 4 janvier, à huit heures du soir.

La dernière, *Pénin*, 37 ans, cuisinière, nous vient encore de la salle Sainte-Joséphine, mais avec ce diagnostic : *Peur, troubles cérébraux* (25 octobre).

Elle était à Montmorency chez ses maîtres quand, le 5 octobre elle se trouve indisposée et s'alite ; puis elle reprend ses occupations, mais pour un jour seulement. Le lendemain elle s'alite de nouveau, le délire survient, devient extrême, et comme on ne pouvait la retenir dans son lit on la transporte dans le petit hôpital de la ville. Là elle y fut soignée comme fièvre typhoïde, et c'est sur cet avis que je l'ai mise à cette place, mais ce n'est pas sans inquiétude. Amenée ensuite à Paris dans un hôtel, au bout de neuf à dix jours, elle y reste deux nuits qu'elle passe tranquillement, et nous arrive le 21 octobre. Est-ce une méningite? La fièvre était considérable, le délire survint le cinquième jour ; il y eut probablement des mouvements convulsifs ; l'air était égaré, les yeux hagards, la face vulteuse ; mais il y eut de la diarrhée et pas de vomissements ; enfin la malade s'est guérie, ce qui est rare dans la méningite.

Ce n'est pas un accès de delirium tremens ; il y a unanimité dans les renseignements à cet égard, la malade était sobre.

Faut-il songer à l'hystérie à forme convulsive ? La fièvre typhoïde n'est pas plus certaine que les autres maladies ; il y a bien eu de la diarrhée, de l'épistaxis et d'autres hémorrhagies ; mais du 5 octobre, jour où elle éprouve le premier malaise, au 21, il ne reste que juste assez de temps pour une fièvre typhoïde bien légère, et qui se serait cependant annoncée par de bien graves symptômes au début.

Le meilleur diagnostic serait-il celui sous lequel elle est inscrite : Peur, troubles cérébraux?

La sachant très-peureuse, le personnel de la maison où elle servait s'égayait à lui raconter mille fables terrifiantes sur les effets du choléra à Saint-Denis; elle-même lisait avidement les journaux de la maison.

Les symptômes du choléra parurent le 25 octobre après deux jours de diarrhée et furent très-graves : selles involontaires, noirâtres; pas de pouls radial; aphonie presque complète. — La malade fut traitée par le sulfate de cuivre.

Le lendemain 26 elle ne vomissait plus, mais il n'y avait de pouls nulle part, bien que les bruits du cœur fussent éclatants, respirations 48; sueur froide, visqueuse; facies profondément altéré. A dix heures du matin, au moment où je prenais ces notes, la cyanose devint tout à coup énorme ; en un instant la face, le corps, prirent une teinte bleu foncé et la malade expira sans connaissance un quart d'heure après.

En résumé, toutes les fièvres typhoïdes dont le diagnostic est certain ont été atteintes de choléra au moment de la convalescence de leur première maladie.

VARIOLES.

Elles sont au nombre de dix (7 femmes qui meurent et 3 hommes qui guérissent).

Du 1er octobre au 31 décembre, il est sorti 105 varioleux de notre hôpital (52 hommes et 53 femmes) : la proportion des cholériques est donc sur la totalité de 9,52 pour 100, et sur les femmes seules de 13 pour 100.

Les 10 cas compliqués de choléra se répartissent ainsi : 5 en octobre, et tous appartenant à des femmes ; 4 en novembre (3 hommes et une femme) ; enfin 1 dans le mois de décembre.

C....., 24 ans, vernisseuse sur bois (10 octobre).

Elle est entrée le 7 octobre, l'éruption datant de deux jours. Avant son entrée un purgatif salin avait été administré, sans doute pour vaincre la constipation ; il s'ensuivit de la diarrhée qui ne s'arrêta plus, et le 10 octobre, c'est-à-dire cinq jours après, parurent les autres accidents : beaucoup de vomissements, mais peu de crampes. Dès le lendemain, l'état typhoïde fut complet : prostration, fuliginosités dans la bouche, sur la langue ; enfin la malade mourut dans le coma le 14 octobre, à la fin de la période de suppuration, au moment où les pustules de la face étaient en grande partie ouvertes et déchirées.

A son atelier on ne l'avait jamais vue malade et on ne lui reprochait que des excès de boisson le lundi. Son amant fut atteint de variole en même temps qu'elle, mais non de choléra ; il fut soigné chez lui.

L....., 30 ans, domestique (10 octobre).

L'éruption date du 6 ; la malade entre le 7, la face couverte de papules.

Le 8, la diarrhée débute avec les crampes, et trois jours après commence le délire, qui ne la quitte plus jusque dans la soirée du 13, où la prostration et l'oppression deviennent extrêmes.

Elle meurt le même jour, à sept heures du soir. La malade est donc morte à la période de suppuration, au moment de la résorption des produits séreux de la pustule.

Elle avait gagné sa maladie en soignant sa jeune maîtresse, qui en était atteinte; elle avait été vaccinée : sa sœur me l'a certifié en même temps qu'elle avouait ses habitudes de boisson, ce que j'avais déjà su à son domicile.

Prudhomme, 30 ans, domestique (14 octobre).

Cette malade, entrée dans le milieu de septembre pour une fièvre typhoïde, fut obligée de rentrer deux jours après sa sortie pour une varioloïde gagnée à l'hôpital. L'éruption fut légère, rare et parut le 10; mais le 12, les accidents du choléra se déclarent, la variole est entravée dans sa marche, et la malade meurt le 15 à quatre heures du matin, algide, sans avoir eu de réaction ni de délire comme les précédentes.

Viennent ensuite deux malades, l'une âgée de 22 ans, nature épuisée à force d'excès; l'autre, âgée de 21 ans, sur laquelle je n'ai rien pu savoir, ni dans sa salle primitive, ni chez elle; elle avait déjà quinze jours de séjour à l'hôpital au moment de son passage dans les salles spéciales.

Boch, 28 ans, garçon brasseur (31 octobre).

L'invasion de la variole est précisée; c'est le dimanche 22 qu'elle a lieu par de la céphalalgie, des vomissements bilieux et de la rachialgie. L'éruption s'est faite le 25; le malade avait été vacciné.

Jusqu'au 31 la varioloïde suivait sa marche régulière, et les pustules de la face se desséchaient déjà quand la diarrhée et les vomissements éclatèrent tout à coup. Pendant trois jours, les vomissements persistèrent, mais il n'y eut de crampes à aucun moment de la nouvelle maladie.

La convalescence a été longue, ainsi que la cicatrisation des pustules. Le 11 novembre, la face n'était pas encore débarrassée entièrement.

Pour terminer sa convalescence, ce jeune homme fut obligé de retourner dans son pays natal; les jambes restaient faibles; l'estomac, douloureux, et parfois il revenait un peu de diarrhée.

Moine, 19 ans, homme de peine (4 novembre).

Ce malade est peu intelligent et ne se rappelle jamais rien ; il sait cependant qu'il n'a pas été vacciné et que son père lui a recommandé de ne pas le permettre. La date de l'invasion, les symptômes, rien ne l'a frappé ; s'il est entré à l'hôpital, c'est qu'on l'y a transporté; à la salle Saint-Jérôme, il avait de la diarrhée, mais il n'en disait rien ! Cependant, bien que non-vacciné, malgré cette apathie et les accidents cholériques intercurrents, le sixième jour il était assez bien pour qu'on lui signe son exeat. Il entre alors dans le service de M. le Dr Cusco, parce qu'il s'était développé sur l'œil gauche une pustule que avait déterminé la formation d'une tache cornéenne.

A l'éclairage latéral on distinguait la cavité de l'ulcération, mais, comme elle se guérissait spontanément, le traitement fut abandonné à la nature, ce qu'elle fit admirablement.

Il y avait peut-être chez ce malade une prédisposition spéciale à cet accident; car, sept à huit ans auparavant, il avait reçu un coup de fouet qui atteignit ce même œil et emporta un lambeau de l'iris; depuis cet accident, l'œil était resté bien plus susceptible, bien plus faible que son congénère.

Du reste, les accidents inflammatoires avaient été peu

intenses; le malade était alors en pleine Auvergne; il s'est guéri tout seul, dit-il, et n'a employé que des insufflations de sucre; sa mémoire lui fait peut-être encore défaut dans cette circonstance.

Knnudde, 21 ans, garçon de magasin (15 novembre).

L'invasion eut lieu le 5 novembre; le malade, se trouvant mal à l'aise, se purge, et il en résulte d'abondantes évacuations, de la diarrhée, qui continue encore le lendemain, mais s'arrête le surlendemain pour laisser paraître l'éruption.

Tout va bien jusqu'au 15, jour où la diarrhée revient à une heure du matin, bientôt suivie des autres symptômes du choléra.

La variole n'en continue pas moins sa marche régulière, et le 20 le malade était assez bien pour manger une portion d'aliments.

Mais il lui a fallu neuf semaines de convalescence, et encore au moment où je le revis chez lui il n'était pas fort; de temps à autre la diarrhée reparaissait encore.

Robard, 24 ans, domestique (1er décembre).

Le premier malaise fut ressenti le 22 novembre, et l'éruption commença le 25 chez cette malade, qui avait été vaccinée. C'est encore pendant la période de suppuration qu'elle fut atteinte par le choléra. En même temps survint une hémorrhagie utérine et nasale abondantes; cette dernière nécessita le tamponnement des fosses nasales, car elle durait depuis deux heures et demie.

Le 2 décembre. Hier, la malade a eu de fréquents vomissements blancs, huit à dix selles, dont quatre, survenues le soir, furent involontaires; refroidissement général, langue fraîche; pouls à 120, petit; ce qui domine le plus dans son état, c'est l'oppression, la dyspnée.

Liqueur de Strogonoff, 10 gouttes dans un demi-verre de vin blanc; sinapismes promenés sur les cuisses; limonade, eau de Seltz, glace.

Le 3. L'oppression augmente, ainsi que la prostration, et cependant les pustules de la face poursuivent leur marche, elles se dessèchent ; pouls à 120; neuf selles blanches ; vomissements nombreux. — Ipéca, 2 gr.

Le 4. Vomissements aussi nombreux, selles bilieuses, mais l'oppression continue et augmente toujours ; 44 respirations par minute. La nuit a été mauvaise, délire, cris ; pouls à 120 ; — Elixir de la grande Chartreuse.

Le 5. Ataxie prononcée, délire incessant ; la langue est sèche, croûteuse, noire ; la malade n'a plus vomi ; les pustules de la face se détachent sur quelques points. Pouls à 96 le matin ; 40 respirations ; — 2 pilules avec 0,50 de musc ; bain de Pennès, 500 gr.

Le soir, la malade meurt dans un accès de suffocation.

Cette malade était loin d'avoir une santé irréprochable ; avant de venir à Paris, elle avait déjà fait plusieurs maladies ; elle était sujette à de fréquents maux d'estomac, avec perte d'appétit, embarras gastro-intestinal, et malgré l'animation et la coloration de son teint, on peut dire, d'après les renseignements, qu'elle avait peu de vigueur, de résistance à la fatigue, peut-être de résistance vitale.

Duplessis, 18 ans, domestique (25 octobre).

M. le Dr Langronne nous a appris que cette malade était convalescente de fièvre typhoïde et de variole, qu'elle fut prise brusquement dans la nuit du 24 au 25 octobre de diarrhée et de vomissements, enfin que guérie de son choléra elle fut renvoyée dans une autre salle le 7 novembre, où elle mourut le lendemain de gangrène pulmonaire.

Dans le relevé officiel, cette malade comptera comme phthisique : c'est le diagnostie inscrit sur sa pancarte. Les renseignements pris à domicile feraient bien croire à quelque lésion pulmonaire primitive, mais ils ne peuvent infirmer le diagnastic précité ; il n'y a pas d'ailleurs d'antagonisme entre ces maladies.

C'est donc sur la fin de la période de suppuration de la

variole que le choléra s'est déclaré chez tous ces malades. Nous avons vu un cas où ces deux maladies se sont développées simultanément (p. 74).

PHTHISIES PULMONAIRES.

Nous en comptons 4 sur 59 cas sorties dans le mois d'octobre : c'est donc 6,77 0/0.

Louche, trieuse de chiffons, 39 ans (21 octobre).

La phthisie a débuté après l'accouchement de cette femme au mois d'août 1865; des imprudences continuelles, le défaut de soins, un peu d'alcoolisme, expliquent assez la marche rapide qu'elle suivit.

Le jour même de l'entrée à l'hôpital, le 17 octobre, la voisine de notre malade était prise de choléra, et celle-c la voyait emporter le lendemain. Quatre jours après, elle fut atteinte elle-même et mourut le lendemain.

Les 3 autres phthisiques sont des hommes; tous trois étaient arrivés à la dernière période de leur maladie, tous trois étaient dans nos salles depuis longtemps et bien avant l'arrivée de l'épidémie à Paris. Mort le lendemain de leur passage.

BRONCHITE AVEC EMPHYSÈME.

M......, 72 ans, surveillant des prisons de l'Etat (19 novembre).

Ce malade inscrit officiellement sous le diagnostic de pneumonie du côté gauche, est probablement celui que M. le Dr Langronne désigne comme affecté de bronchite avec emphysème, car il n'a pas cessé un instant d'être sous l'observation de M. Terrier, son collègue, qui lui a communiqué ses observations.

Voici ce que j'ai pu savoir du malade et de ses compagnons de service.

C'est le 8 novembre qu'il se sentit mal à l'aise après être resté quelque temps dans un courant d'air où le retenait sa consigne. Le frisson survint la nuit même pendant sa veillée et deux jours après le malade entrait à l'hôpital. Le 11e jour de sa maladie, au moment où ses amis le croyaient guéri, la diarrhée parut tout à coup, et fut très forte (25 selles dans les 24 heures); puis les vomissements qui durèrent un jour à peu près; il n'y eut pas de crampes, mais en revanche, du hoquet, qui se suspendit pendant 4 jours pour recommencer et durer jusqu'à la fin.

Y a-t-il eu une pneumonie? Personne n'a pu me le dire. A son entrée dans la salle Saint-Vincent, le malade disait avoir eu un point de côté à gauche; l'auscultation ne laissait plus découvrir que des râles sous-crépitants à la base des deux poumons; les crachats étaient ceux de la bronchite, incolores, non-visqueux, aérés, mucopurulents. Le pouls était à 72.

Le malade accusait encore de la dyspnée depuis 10 ans et de l'œdème des membres inférieurs depuis un an à peu près. Pendant son choléra, le pouls fut toujours intermittent; l'auscultation du cœur faisait entendre un bruit de souffle au premier temps à la base du cœur pour maximum, et par la percussion on reconnaissait l'augmentation de volume, l'hypertrophie cardiaque, mais dans les limites assez restreintes.

En somme, ce malade n'est pas mort de choléra; s'il a eu de la diarrhée au moment de la convalescence de sa maladie thoracique, ce n'est pas rare; il n'a eu des vomissements que pendant un jour, de l'altération de la voix, un peu de diminution dans la sécrétion urinaire; jamais le pouls n'a dépassé 72 pulsations. Le côté saillant de son état, c'est la faiblesse, qui, à part deux jours d'amélioration, alla toujours en augmentant; puis le pouls devint peu à peu filiforme; la dyspnée s'accusa le dernier jour, et le malade mourut peut-être faute de résolution des produits inflammatoires et de force pour la produire.

Le père de notre malade était mort de pneumonie; sa mère, de phthisie pulmonaire; il n'eut qu'un frère, lequel est âgé de 79 ans et jouit d'une belle santé.

AFFECTIONS CARDIAQUES.

Nous n'avons eu que 2 cas de choléra sur 48 malades sortis du 1er octobre au 31 décembre, c'est-à-dire 4 0/0.

B......, 42 ans, coupeur pour tailleurs (29 novembre).

Ce malade eut une certaine notoriété dans l'hôpital à cause du *purpura* qui survint avant son choléra; c'est un ancien rhumatisant, qui depuis 4 ans avait de fréquentes hémoptysies liées à une affection de la valvule mitrale et faisant croire à son entourage qu'il était phthisique. Il était entrée depuis 15 jours pour une nouvelle poussée de sa maladie, et le dimanche 26 novembre, il annonçait déjà sa sortie prochaine; ses jambes étaient cependant déjà douloureuses, gonfflées, et la diarrhée avait commencé. Un vomitif, la poudre d'ipécacuanha, fut ordonné. Le lundi parut le purpura, probablement de même nature que ses anciennes hémoptysies. C'est alors que fut administré le tartre stibié; mais aussitôt éclatèrent les accidents du choléra et le malade mourut le lendemain dans la prostration absolue.

Sur 14 enfants, ce malade eut 9 mort-nés; 3 autre

enfants moururent à 7, 18 jours et 20 mois ; les deux aînés seuls survivent.

Son père est mort d'accident très-jeune ; sa mère âgée de 75 ans vit encore et jouit d'une belle santé.

M......., 49 ans, tôlier (15 octobre).

Ce malade est un emphysémateux chez lequel s'est développée une affection cardiaque secondaire ; cette complication avait pris une assez grande intensité depuis 2 ans pour le forcer à cesser tout travail. C'est le 20 septembre qu'il est rentré à l'hôpital et le 15 octobre les accidents survinrent après un ou deux jours de diarrhée prémonitoire. Il était sujet à la diarrhée, et il savait, m'a dit sa dame, en apprécier les avantages dans sa position.

Son père était mort d'une affection analogue, mais à l'âge de 75 ans. Notre malade est mort après 24 heures de maladie.

EMBARRAS GASTRIQUES.

Paillard, 19 ans, domestique (28 novembre).

Cette jeune fille, fort impressionnable, était déjà vivement frappée de la mort d'une de ses amies, enlevée par l'épidémie en 18 heures, quand elle apprit la mort de son père, mort subitement à 76 ans.

Au bout de quinze jours, elle se plaignit de courbature, de perte d'appétit, de dépression des forces, puis survinrent un épistaxis abondant et une métrorrhagie : elle était, il est vrai, à son époque. Se sentant incapable de travailler, elle se fit conduire à l'hôpital, et fit en partant ses adieux à tout le monde, en disant qu'elle allait rejoindre son père.

Au bout d'un séjour de cinq jours, le choléra survint ;

la diarrhée et les vomissements la prirent dans la nuit du 27 au 28 novembre. A la visite du matin, la cyanose était générale; les yeux, cernés, profondément enfoncés dans les orbites; les crampes étaient très-fortes dans les muscles spinaux postérieurs, ceux des mollets, et lui arrachaient des cris. Mais ce qui nous a tous le plus surpris, c'est le contraste entre la température de la face et celle de la langue; la première avait sa chaleur naturelle, tandis que la langue était extrêmement froide; ce contraste était saisissant, et notre excellent maître M. Pidoux, nous le signalait comme la preuve de la sidération du tube digestif. A ce moment, il n'y avait déjà plus ni selles ni vomissements, et le pouls, autre circonstance rare, n'était qu'à 80; du reste, il était petit, peu sensible, et encore à l'artère crurale seule.

La malade est morte le même jour à midi, après dix à douze heures de maladie au plus. Elle n'avait jamais été malade, m'a-t-elle assuré, et n'était à Paris que depuis vingt mois.

Pelchat, 21 ans, cuisinière (16 octobre).

Cette malade passait sa vie dans les hôpitaux, sortant de l'un pour rentrer dans un autre. Elle était dans le nôtre depuis le 12 octobre, quand elle nous fut envoyée au bout de quatre jours, glacée, sans pouls, cyanique; c'est tout ce qu'il nous fut donné de constater; la mort survint rapidement.

A son domicile on m'a parlé d'hémoptysies, de toux continuelle, d'amaigrissement, accidents qui seraient survenus au bout d'un an de séjour à Paris; ces renseignements concorderaient bien mieux avec les séjours fréquents de la malade dans les hôpitaux, mais on en ajoutait d'autres qu'il était impossible d'admettre; je me suis donc contenté du diagnostic inscrit sur la feuille de passage.

DIARRHÉES CHRONIQUES.

Lehéque, 22 ans, lingère (21 octobre).

Elle souffrait de sa diarrhée depuis trois mois, mais de quelle espèce était-elle? L'amie dont elle partageait le lit ne lui vit jamais de fièvre le soir, ni de sueurs nocturnes; la malade ne toussait pas, n'avait jamais eu d'hémoptysie. Une de ses sœurs avait déjà succombé à la même affection; aussi quand notre malade se vit atteinte, persuadée qu'il n'y avait pas de guérison possible, elle refusa de consulter sur sa position. Entrée enfin à l'hôpital le 17 octobre, elle fut prise de choléra quatre jours après, le 21, et mourut avant la visite du matin.

G....., 28 ans (18 octobre).

Cette malade est désignée sous le diagnostic de Rectite blennorrhagique; peut-être l'adjectif est-il de trop; mais quant à la cause de sa maladie, elle est certaine, la malade a fait les aveux les plus complets. Voici, du reste, les symptômes observés à son entrée dans l'hôpital : douleurs cuisantes augmentant par le moindre mouvement, ce qui l'oblige à se tenir couchée presque à plat ventre; écoulement puriforme; incontinence de matières; enfin, ce qui m'étonne encore, c'est une ulcération siégeant sur le sillon interfessier, à 3 ou 4 centimètres au-dessus de l'ouverture anale, qui débuta par un point noirâtre, puis s'étendit de haut en bas, toujours sur la ligne médiane; ses bords s'écartaient à mesure, en laissant à nu les tissus sous-jacents.

L'état de la malade empira de jour en jour; l'ulcération gagnait de plus en plus en longueur, la peau de la région fessière s'excoriait par le contact des matières, ajoutant encore à ses souffrances. La diarrhée devint évidente le douzième jour, et le choléra l'emporta en vingt-quatre heures.

COLIQUE DE PLOMB.

Un seul malade sur 18 fut atteint (5,50 0/0).

Bulot, 37 ans, peintre en bâtiments (10 octobre).

Ce malade entre à la salle Saint-Henri pour sa cinquième colique de plomb; la quatrième remontait à dix mois, et celle-là était assez bénigne, causait peu de souffrances.

Le 14 octobre, un purgatif fut administré sans succès et réitéré le lendemain; cette fois les évacuations furent obtenues, mais elles ne cessèrent plus; la diarrhée, d'abord faible, augmenta peu à peu, puis le troisième jour commencèrent les vomissements, les crampes. Le malade s'est guéri, puis il est parti terminer sa convalescence dans sa famille, en Suisse.

DOULEURS NÉVRALGIQUES.

La malade inscrite sous ce diagnostic était sortie de l'hôpital, après avoir été soignée du 2 au 7 octobre pour un embarras gastrique. Elle rentre dans une autre salle le 14, c'est-à-dire sept jours après, passe le lendemain chez les cholériques et y meurt le même jour, sans que le service l'ait même vue. Le diagnostic de douleurs névralgiques est celui de la feuille de passage, mais il paraît bien insuffisant; il est bien plus probable que c'est un choléra méconnu, ou encore à la période prodromique. La malade vivait avec un ouvrier que nous venions de soigner pour sa cinquième colique de plomb, et il nous intéressait spécialement, parce qu'il travaillait le verre de mousseline: c'est pendant le séjour de celui-ci à l'hôpital qu'elle y entra également, puis ils sortirent ensemble. Malheureusement je n'ai pu retrouver ce verrier, ni savoir si notre malade participait à ses travaux, connaître le début et les antécédents de sa maladie; il s'était empressé de quitter Paris pour échapper au fléau, et remettre un peu sa santé fort compromise.

HÉMIPLÉGIES.

Botz, 29 ans, casquetière (28 octobre).

L'accident survenu à cette maladie remonte au mois d'avril 1865. Un matin, elle s'est réveillée, frappée d'hémiplégie incomplète du côté gauche, avec strabisme externe, chute de la paupière supérieure du même côté, c'est-à-dire lésion de la troisième paire gauche. De plus, elle affirme que les traits de la face étaient déviés à gauche, et que l'ouïe était troublée du côté droit : il y aurait donc eu paralysie plus ou moins incomplète des septième et huitième paires du côté droit.

Comme antécédents, elle n'accuse que de fortes céphalalgies trois mois avant cet accident, des douleurs rhumatismales dues aux logements humides qu'elle occupait, puis des palpitations qui survinrent plus tard. A l'auscultation du cœur, on entend un bruit de souffle avec maximum à la pointe au premier temps; le pouls est petit, avec des intermittences, toutes les 3 pulsations. On peut donc croire à une lésion de la valvule mitrale, et M. le Dr Hérard a bien voulu confirmer le diagnostic, en ajoutant que les accidents paralytiques pourraient bien provenir d'une embolie.

Au bout de trois mois, les fonctions du membre inférieur revinrent peu à peu, mais non d'une façon complète ; car la malade ne pouvait encore au huitième mois étendre le pied, et si on l'y aidait, en l'étendant soi-même, elle éprouvait une vive douleur dans le pli de l'aine.

La face reprit rapidement sa symétrie, et la troisième paire, ses fonctions. Le membre supérieur est resté le plus infirme ; l'avant-bras, dans la demi-flexion, rapproché avec force du corps, un peu atrophié et avec une calorification un peu moindre que dans le correspondant. Les mouvements de flexion et d'extension sont incomplets si la malade veut les exécuter rapidement, les doigts se mettent en griffe, elle éprouve une vive douleur qui l'arrête net ; si elle étend d'abord son bras lentement, elle peut ensuite, une fois parvenue au maximum d'extension qu'elle peut atteindre, elle peut ouvrir la main.

C'est pendant le traitement de cette paralysie avec rétraction, que le choléra est survenu après un purgatif dirigé contre sa constipation. Il fut léger et n'inspira jamais d'inquiétude. J'ai revu cette malade à plusieurs reprises et toujours j'ai retrouvé les signes cardiaques signalés plus haut.

Vanderbisch, 59 ans, domestique (23 octobre).

La cause de l'hémiplégie paraît être, dans ce cas, l'apoplexie cérébrale. La malade était aussi une rhumatisante ; elle a, dit elle, bien eu cinq à six attaques de rhumatisme articulaire aigu à des époques éloignées, et plus tard survint l'œdème des extrémités inférieures. Quinze jours avant son entrée à l'hôpital (9 août), après une vive discussion, elle s'affaissa tout à coup et resta paralysée du côté gauche.

C'est après un lavement purgatif que la diarrhée et les vomissements sont survenus le 23 octobre; la cyanose fut toujours plus prononcée dans le côté paralysé, et il n'y eu de crampes d'aucun côté, à peine quelques fourmillements dans le membre inférieur sain. Ce que cette malade a présenté de plus particulier, c'est une rareté du pouls qui est descendu à 32 par minute et n'a jamais dépassé 76 dans le moment le plus grave des accidents.

La convalescence a été péniblement longue, entravée de reprises de diarrhée, d'état adynamique, de congestions passives pulmonaires. Au bout de dix-huit jours on l'a renvoyée dans sa salle primitive, et elle y est morte un mois après.

A l'auscultation, j'ai trouvé un bruit de souffle qui disparut bien des fois; mais le pouls fut constamment irrégulier, avec des intermittences variables.

KYSTE DE L'OVAIRE.

Ve *Moulière*, 43 ans, femme de ménage (23 octobre).

Le 25 septembre, cette femme entrait à la salle Sainte-Claire pour un kyste de l'ovaire du côté droit. L'autopsie a démontré qu'il était peu volumineux, multiloculaire et à parois très-épaisses. Un mois après, le choléra atteint cette malade déjà diarrhéique depuis plusieurs jours; elle se remet, retombe à diverses reprises et meurt le 4 novembre. Elle fut traitée par le sulfate de cuivre, mais il fallut cesser à cause de la gastro-entérite qui survint.

Je n'oserais affirmer ou nier qu'il n'y eut pas de suppuration dans quelque loge du kyste; je crois toujours me le rappeler, mais je ne l'ai pas noté au moment de l'autopsie.

CANCERS DE L'UTÉRUS.

Deux sur onze ont été atteints de choléra (18 0/0).

Ces malades ne nous occuperont pas longtemps ; toutes deux étaient arrivées à la période d'ulcération.

E....., 26 ans, couturière (14 octobre).

La maladie a débuté après un accouchement avant terme en 1861, et fut signalée par de fréquentes hémorhagies et de vives douleurs. La mère de cette malade était morte de la même affection et dans les mêmes circonstances ; je veux dire que le début eut lieu après la naissance de notre malade.

Roptin, 47 ans, lingère (3 novembre).

C'est à une chute faite trois ans auparavant que cette dame rapporte le début de sa maladie : une échelle se brisa sous elle, alors qu'elle montait chargée d'un assez lourd fardeau. Au bout d'un mois, des douleurs sourdes de reins, des métrorrhagies survinrent, se répétèrent et la forcèrent d'entrer dans divers hôpitaux. Les douleurs furent particulièrement vives, déchirantes chez elle. A son entrée dans la salle Sainte-Élisabeth, l'ulcération était fort avancée ; il existait une fistule vésico-vaginale et la cachexie était fort prononcée.

Ce n'est pas à la suite d'un purgatif que la diarrhée survint, mais tout à coup, et fut suivie en deux ou trois heures de vomissements et des crampes. La malade est morte au bout de vingt-quatre heures de maladie sans qu'on s'en aperçut, sans remuer, sans pousser un soupir.

CAS DE CHIRURGIE.

Ils sont au nombre de six, et tous mortels à l'exception d'un seul.

N....., 25 ans, garçon d'hôtel (22 octobre).

Le malade est entré le 16 octobre pour une *orchite* non blennorrhagique et qu'on a supposé produite par la masturbation : il n'avait aucune affection des voies urinaires, n'avait pas reçu de contusion sur l'organe. Pouvait-on en accuser un travail au dessus de ses forces ? Dans les différents hôtels où il fut employé, jamais il ne s'en était plaint ; on avait remarqué qu'il travaillait lentement, n'aimait pas à être dérangé, qu'il s'habillait toujours comme si la température était à 10 degrés au-dessous de zéro, qu'il avait souvent des dyspepsies ; mais personne ne lui soupçonnait l'habitude à laquelle on a rapporté son orchite.

Ce malade a lutté pendant dix jours contre le choléra, mais sans que jamais la réaction fut complète, franche.

Martin, 51 ans, charretier (13 octobre).

Le choléra n'était pas encore à Paris quand ce malade entrait à l'hôpital. Il avait jadis reçu un coup de pied de cheval qui frappa le scrotum et la verge ; les résultats en furent un rétrécissement uréthral, puis des fistules urinaires, enfin une *néphrite chronique*. A la suite survint de la cachexie avec diarrhée séreuse, et c'est dans ces circonstances que le choléra l'emporta en quelques heures.

Dessirier....., 49 ans, domestique (22 octobre).

Cystite, hématurie calculeuse, telles sont les causes qui ont motivé l'entrée de cette malade à l'hôpital.

D'après sa sœur, sa maladie remonte à dix-huit mois ; de temps à autre, elle rendait des graviers qu'elle collectionnait et plusieurs fois elle en avait spontanément expulsé de plus gros que des pois.

En 1864 elle était restée plus de quatre mois à l'hôpital de la Charité.

Vers le mois d'avril, les douleurs reparurent avec des envies fréquentes d'uriner, puis la malade s'aperçut de la coloration de ses urines à la fin de miction, et des douleurs vives avec ténesme vésical la forcèrent bientôt de quitter toute espèce d'emploi ; l'état général devint mauvais ; l'appétit, capricieux ; souvent des vomissements et parfois de la diarrhée.

C'est dans ces conditions qu'elle se fit recevoir dans la salle Sainte-Marthe le 20 octobre.

Le lendemain, M. le Dr Cusco, explore la vessie et s'assure du diagnostic ; ce fut la seule opération faite, car le choléra se déclara avec violence dès le jour même et enleva la malade en moins de vingt-quatre heures.

Les parents de cette malade n'étaient pas calculeux : le père était mort depuis sept ans, à l'âge de 80 ans, catarrheux ou asthmatique ; la mère mourut d'une attaque d'apoplexie à 74 ans, après s'être à moitié remise d'une première, survenue vingt-trois ans auparavant.

De 9 enfants, 2 moururent vers l'âge de 20 ans, l'un de pneumonie, l'autre en couches ; un frère est sujet à des ictères fréquents et pour des causes bien légères ; enfin de 3 sœurs, l'une est variqueuse et les 2 autres sont sujettes à d'atroces migraines.

Plusieurs membres de cette famille étaient à Paris pendant l'épidémie ; notre malade fut seule atteinte.

Dassan, 25 ans, menuisier (1er décembre).

Ce malade était déjà entré à l'hôpital Lariboisière, le 6 juillet, pour une ophthalmie blennorrhagique survenue au quinzième jour de la blennorrhagie ; il sort le 9 octobre, mais il rentre le 26 du même mois à cause d'un *staphylôme* de l'œil droit.

Son camarade de chambre, que j'ai interrogé spéciale- à ce sujet, m'a plusieurs fois assuré que le jeune homme ne prenait aucune précaution pour éviter un contact dangereux et qu'à plusieurs reprises il l'avait vu se laver le visage avec l'eau de ses ablutions ; il lui en fit même la remarque en le prévenant des dangers auxquels il s'exposait volontairement.

Y a-t-il eu de l'arthrite, je n'ai pu le savoir.

Enfin, il avait souvent des panaris, des bobos de toute sorte qui suppuraient toujours : « Pour moi, disait son « ami, ce n'était pas un garçon de bon sang... » Et on peut l'en croire, car il semblait reprocher au chirurgien de l'avoir opéré.

Mais que le malade eût ou non la diathèse purulente, en présence d'un staphylome opaque, à peu près complet, occasionnant beaucoup de gêne et de souffrances, l'opération était nécessaire et elle fut acceptée comme telle par le malade et sans difficulté. Elle eut lieu le 10 novembre par le procédé de la ligature.

Les suites n'en furent pas aussi heureuses que l'annonce Borelli ; une vive inflammation se développa et il fallut en venir à l'excision immédiate ; les accidents phlegmoneux se calmèrent mais jamais complétement. Le 25 novembre de nouvelles douleurs se firent sentir ; comme il y avait complication d'état saburral, un vomitif fut administré et le malade soulagé. Enfin le 30 novembre, le choléra survint, mais toujours d'une façon anormale ; le refroidissement, avant les vomissements, ceux-ci, avant la diarrhée. Vers huit heures du soir quelques crampes violentes lui arrachèrent des cris, mais ce fut de peu de durée. Le lendemain matin, il était cyanosé, aphone, sans pouls, et à huit heures du matin il expira.

Delplace, 49 ans, charretier (12 octobre).

Ce malade était à l'hôpital depuis le mois de juillet pour une plaie du pied par écrasement ; bientôt on reconnut une *nécrose* de la première phalange du gros orteil. L'opération, c'est-à-dire la désarticulation, se fit le 16 août. La diarrhée survint et durait depuis longtemps, quand éclatèrent les accidents qui l'emportèrent avant qu'on pût le faire passer dans les salles spéciales.

Violet, 22 ans, blanchisseuse (23 octobre).

De l'âge de 10 ans au mois d'avril 1865, cette malade fut emboîteuse d'allumettes chimiques ; sa maladie s'explique maintenant : c'est une *nécrose du maxillaire inférieur*, dans la portion parotidienne gauche de la branche horizontale. La malade accuse encore l'évolution pénible d'une dent de sagesse ; ce fut peut-être une cause occasionnelle, mais non la principale. A deux reprises, la gencive douloureuse fut incisée ; mais au lieu d'une amélioration, la fièvre survint, puis la difficulté d'ouvrir la bouche, puis la tuméfaction interne et externe de la région parotidienne. Le choléra parut à son tour, et tel fut l'effet des évacuations abondantes, que le gonflement disparut et l'on crut à la guérison d'une parotide lobulaire spontanée. Mais après la rentrée de la malade dans la salle primitive, la tuméfaction reparut bientôt intùs et extrà, puis il s'établit des fistules et enfin le séquestre du bord alvéolaire fut constaté. La malade a été renvoyée chez elle le 23 janvier, jusqu'à ce que ce dernier fût devenu plus mobile.

Le choléra fut des plus bénins; il est survenu au moment où d'aiguë, la maladie allait prendre le caractère chronique.

Est-il possible de terminer ce chapitre sans rechercher s'il y a une filiation quelconque entre les différents cas qui viennent d'être rapportés? Ce serait une lacune dans ce travail.

L'apport matériel du germe cholérique dans les salles ne manque pas; on se rappelle, en effet, que, du 17 septembre au 1er octobre, 18 cholériques ont été disséminés dans 9 salles où il en est mort 8.

Mais comment expliquer l'invasion de l'épidémie à la salle Sainte-Anne, salle d'accouchements, exclusivement réservée à sa spécialité? C'est assez embarassant. Faut-il dire que les malades en avaient le germe à leur entrée et l'y ont apporté? Faut-il en accuser les gens de service qui vont et viennent dans les différentes salles? Le fait se serait reproduit ailleurs. Faudrait-il songer au personnel médical qui dessert les deux salles Sainte-Anne et Sainte-Eugénie, en commençant le service par la dernière? Je n'ose le supposer. Voici en regard la suite des 15 premiers cas de choléra déclarés à l'intérieur; ils présentent un certain air de filiation.

Rappelons d'abord que le 28 septembre entrait au n° 32, de la salle Sainte-Eugénie, une cholérique qui mourait le lendemain matin dans ce lit.

NUMÉROS de série.	SALLES.		ENTRÉE À L'HOPITAL.	DATE DU PASSAGE.
1	Ste-Eug. n° 20.	»	23 septembre.	Le 4 octobre.
2	»	Ste-Anne, n° 9.	30 »	» 7 »
3	»	Id. n° 21.	5 octobre.	» 9 »
4	Ste-Eug., n° 18.	»	7 »	» 10 »
5	Id. n° 19.	»	7 »	» 10 »
7	Id. n° 15.	»	16 »	» 10 »
10	»	Ste-Anne, n° 19.	10 »	» 11 »
11	Ste-Eug., n° 14.		2 septembre.	» 13 »
13	Id. n° 28.		7 octobre.	» 13 »
15	«	Ste-Anne, n° 23.	8 »	» 15 »

Dans les numéros de série manquants, le n° 6 est un choléra entré à la période prodromique (voyez Védrine, p. 101); le n° 8 vient de la même salle. Faut-il attribuer au hasard seul ce développement des premiers cas intérieurs entre ces deux salles?

Voyons maintenant les différentes salles les unes après les autres.

Salle Ste Anne. (12 cholériques),

Lits.	Entrée à l'hôpital.	Passage	
12	Le 30 septembre.	Le 7 octobre.	Accouchée en ville la veille de son entrée.
21	Le 5 octobre....	Le 9 —	Presque vis-à-vis de la précédente. — Morte dans la salle.
19	Le 2 —	Le 11 —	
23	Le 8 —	Le 14 —	Presque voisine de la deuxième malade,
26	Le 11 —	Le 19 —	Vis-à-vis de la quatrième malade.
9	Le 16 —	Le 22 —	
14	Le 15 —	Le 22 —	
1	Le 18 —	Le 23 —	
28	Le 21 —	Le 23 —	Vis-à-vis de la précédente.
25	Le 17 —	Le 23 —	Malades voisines.
26	Le 22 —	Le 26 —	Malades voisines.
26	Le 28 —	Le 3 novemb	

Je n'attache pas une grande importance aux remarques mises en marge; elles ne sont mises là que pour donner l'éveil, appeler l'attention. Il y a des rapports entre les malades d'une salle qu'on ne peut signaler, et ces rapports incessants sont bien plus aptes à transporter, à transmettre le germe de la maladie que le voisinage à un lit près. Ainsi les convalescents aident les autres, les servent un peu; les malades se prêtent mutuellement différents objets, travaillent ensemble, souvent près du lit d'une malade pour la distraire, etc., etc. Cependant la nuit, ce voisinage de lit reprend une importance suffisante pour qu'on le signale à l'attention.

Un seul lit nous a fourni 3 malades : c'est le N° 26; il ne fut pas vacant plus de 3 jours et les malades qui y furent couchées ont toutes été atteintes au bout de 4 à 5 jours, temps admis comme celui de l'incubation.

De ces malades, une seule n'avait que 2 jours de séjour à l'hôpital : elle venait de la banlieue. Les autres avaient, au début des accidents de 4 à 8 jours de séjour et si on compte depuis le moment de l'accouchement, elles avaient de 2 à 6 jours.

Enfin, ce qu'il y a de très remarquable, c'est la série continue formée par la succession de ces cas : toujours les malades atteintes étaient présentes au moment de l'attaque de celles qui les ont précédées. Il n'y a d'exception que pour la dernière, qui occupa précisément un lit d'où sortaient deux cholériques.

Tout dans cette salle est donc favorable à l'opinion de la contagion. Si l'état puerpéral est une condition favorable au développement du choléra, j'en donne peut-être la mesure en rappelant que, sur 63 accouchées en octobre, 13 furent atteintes, c'est-à-dire 21 0/0.

Salle Ste. Eugénie (11 malades).

La première malade cholérique de la salle était couchée au N° 32; elle y est morte le 29 septembre.

Lits.	Entrée à l'hôpital.	Passage.	
20	Le 23 septembae..	Le 4 octob.	Morte dans la salle.
18	Le 7 octobre.....	Le 10 —	Malades voisins les uns des autres.
19	Le 7 —	Le 10 —	
15	Le 16 septembre..	Le 10 —	
14	Le 2 —	Le 12 —	
28	Le 7 octobre.....	Le 13 —	
10	Le 14 —	Le 15 —	Cette malade est un choléra probablement méconnu le jour de son entrée, ou entrée à la période prodromiqne.
3	Le 9 août........	Le 23 —	Voy. p. 131. Douleurs névralgiques.
17	Le 18 octobre....	Le 23 —	Malade placée entre les deuxième et troisième lits infectés.
5	Le 1er septembre.	Le 28	
9	Le 23 novembre..	Le 28 novembre.	

Ce qu'il y a d'anormal dans cette salle, c'est de voir, non pas une voisine, mais une malade éloigné (N° 20) prise de choléra à la suite de la première malade couchée au N° 32. Elle était, il est vrai, un sujet de choix pour le choléra puisqu'elle était atteinte de diarrhée chronique, sinon de cancer intestinal (p. 102).

Puis les 2e et 3e malades n'étaient pas encore à l'hôpital au moment de la mort de la première; ce sont deux varioles chez deux femmes peu sobres d'habitude; l'une avait été purgée avant son entrée, et la diarrhée ne s'était pas arrêtée depuis.

Il y a une interruption dans la succession des cas du 15 au 23 octobre.

J'ai relevé dans la statistique générale un typhus cholérique mort dans cette salle au n° 2, le 22 octobre; peut-il servir de transition entre les deux séries? Est-ce à lui qu'il faut rapporter l'atteinte de sa voisine le n° 3, le 23 octobre, puis celle du n° 5 un peu plus tard? On peut bien le croire.

Enfin la dernière malade n'est entrée qu'un mois après le passage de la malade précédente. Je la compterai comme cas de choléra spontané.

Dans cette salle 9 malades dérivent donc les uns des autres, avec une évidence saisissante pour les cinq premiers cas. La durée de séjour des autres malades ne soulève aucune objection; elles étaient toutes présentes au moment du passage de celles qui les ont précédées.

La plus grande somme des circonstances est en faveur de la contagion, celles qui sont moins favorables, s'expliquent cependant assez facilement, excepté pour la dernière malade que nous admettrons comme un cas spontané, bien que prédisposé (voyez Paillard, p. 128).

Salle Sainte-Élisabeth.

Salle Sainte-Élisabeth (3 malades).

Cette salle est intermédiaire aux deux précédentes, et n'a fourni que 3 cholériques à la statistique; ce sont les n°s 14, 13, 18, rangés ainsi, suivant la date de leur atteinte.

Y a-t-il un agent introducteur de l'épidémie dans cette salle ?

Le 6 octobre, une fille Renders est couchée au n° 22, y avorte, et après un séjour de quatre heures, passe à la salle Sainte-Mathilde. Ce n'est que douze jours après que le choléra atteint la première malade, laquelle n'est pas une voisine, mais une vis-à-vis. Il est donc probable que le choléra a été spontané chez notre première malade. Sa maladie y prédisposait (voyez Rectite, p. 130).

Elle était couchée au n° 14 de la salle, et fut prise dans la soirée du 17 octobre. Sa voisine le n° 13, entrée du 17, fut atteinte le 21 ; c'était une phthisique.

La dernière malade (n° 18) était présente au moment de la maladie des deux précédentes ; mais elle fut atteinte bien tard, le 2 novembre, c'est-à-dire douze jours plus tard. Comptons-la comme cas spontané.

Cette salle ne nous fournit donc qu'un cas de contagion certaine.

Salle Sainte-Claire (8 cholériques).

Trois cholériques entrées, l'une le 24, et les 2 autres, le 28 septembre, puis 2 cholérines, entrées dans le même mois, expliquent suffisamment l'invasion de l'épidémie dans cette salle.

Les cholériques étaient aux n°s 14, 8, 26 ; les 2 premières sont mortes dans la salle, l'une après quatorze heures de séjour, l'autre après quatre heures ; mais la dernière malade n'est sortie que le 7 novembre. Les 2 cholérines étaient aux n°s 29 et 33, et y séjournèrent l'une sept jours, du 28 septembre au 5 octobre, et l'autre du 30 septembre au 14 octobre. Une autre cholérine est encore signalée du 5 au 17 octobre, au n° 8 de la salle. Si je parle de ces cholérines, c'est qu'on les a supposées moins légères que ce nom l'indique ; peut-être est-ce à cause des opinions anticontagionnistes attribuées au médecin chargée de cette salle.

Comme premier effet de l'épidémie, je trouve une angine entrée le 29 septembre, au n° 17, atteinte ensuite de cholérine et sortie le 17 octobre; puis surviennent les cas suivants :

Lits.	Entrées à l'hôpital.	Passage.	
28	Le 6 septemb.	Le 14 octob.	Voisine d'une cholérine n° 29.
7	Le 8 octobre.	Le 14 —	Voisine d'une cholérine n° 8.
23	Le 28 septemb.	Le 16 —	
16	Le 12 octobre.	Le 16 —	Voisine de l'angine compliquée de cholérine, n° 17.
11	Le 31 août.	Le 17 —	Vis-à-vis de l'avant-dernière.
10	Le 18 octobre.	Le 23 —	
24	Le 25 septemb.	Le 23 —	Voisine de la 3e malade.
6	Le 16 octobre.	Le 16 —	

La statistique de l'hôpital signale encore au n° 9 une fièvre typhoïde légère, et au n° 13, une varioloïde atteintes de cholérine, la première, dans la seconde quinzaine d'octobre, du 17 au 28 octobre, et la seconde, le 9 novembre.

Sans l'angine compliquée d'un petit choléra, il se serait écoulé bien du temps entre les premiers malades et le premier cas intérieur ; une seule malade, c'est bien peu pour rendre compte de cet intervalle de quinze jours.

La quatrième malade a été atteinte bien rapidement après son entrée, en quatre jours; c'était une diarrhée chronique et cela s'explique.

La sixième n'était pas encore à l'hôpital au moment du passage de la cinquième.

Elle fut mise dans le lit contigu de la cholérique précédente et la diarrhée débuta le lendemain ; c'était une suite de couches, une prédisposée.

Il y a huit jours qui s'écoulent entre l'atteinte de la septième et celle de la huitième malade. Mais le sujet de cette dernière est une variole et le moment critique n'était pas encore arrivé ; car toutes les maladies ne paraissent pas se laisser compliquer de choléra à toutes leurs périodes : ainsi la fièvre typhoïde et la variole. Le moment critique pour elles, c'est, pour la première, le moment où va commencer la convalescence, où la fièvre tombe, et pour la seconde, celui de la résorption des produits séreux de la pustule variolique.

Le point obscur c'est donc, pour cette salle, le peu de malades observées du 1er au 14 octobre.

Elles forment, du reste, une série régulière, un peu précipitée, et toutes, à l'exception d'une seule, étaient présentes au moment du passage des précédentes.

Salle Sainte-Joséphine (12 malades).

C'est dans cette salle, au n° 6, que fut reçu le premier cholérique de l'épidémie, le 17 septembre. Puis de ce jour au 10 octobre, rien n'est plus signalé, sinon le séjour, du 6 au 10, d'une femme enceinte, descendue de Sainte-Anne après quatre jours d'attente, et attendant là le moment de son accouchement ; elle était alors atteinte de diarrhée et de vomissements bilieux depuis son entrée à l'hôpital.

Après être accouchée d'un mort-né, le 10, à Sainte-Anne, elle fut transportée à Sainte-Mathilde comme cholérique le lendemain même. Faut-il la supposer l'origine des cas ultérieurs ? Les autres symptômes du choléra manquaient et on ne l'a considéré comme cholérique qu'à partir de son accouchement.

Voici maintenant la série des cas intérieurs :

Lits.	Entrées à l'hôpital.	Passage.
7	Le 18 septembre.	Le 10 octobre.
12	Le 11 octobre.	Le 21 —
29	Le 19 —	Le 21 —
4	Le 17 —	Le 21 — presqu'en face de la précédente.
11	Le 4 —	Le 24 — voisine de la 2e malade.
6	Le 11 —	Le 25 — vis-à-vis de la 3e malade.
27	Le 21 —	Le 25 —
19	Le 18 —	Le 26 —
4	Le 27 —	Le 3 novembre. Lit de la 4e malade.
9	Le 21 novembre.	Le 29 —
20	Le 25 —	Le 1er décembre.
30	Le 6 décembre.	Le 23 —

La contagion ressort-elle de l'examen de ces différents cas?

Il y a quelques objections, des difficultés.

La source infectante est inconnue.

Un premier cas se déclare et reste isolé.

Remarquons cependant que les futures malades n'étaient pas encore entrées ni présentes, à l'exception d'une seule (la 5e): or celle-ci est une fièvre typhoïde, c'est-à-dire une maladie qui ne se complique de choléra qu'à un moment donné, celui où la fièvre tombe, au moment de la convalescence.

Puis 3 cas se déclarent sur 3 malades éloignées.

L'une (n° 12) fut prise à la suite d'un purgatif; au moment de son passage, elle avait déjà deux jours de maladie confirmée, sans compter deux jours de diarrhée avant la venue des vomissements.

La 2e (n° 29) a peut-être puisé le germe de sa maladie à la salle Sainte-Anne, où elle est restée du 14 au 19, après avoir accouché d'un mort-né; elle avait également deux jours de maladie, diarrhée et vomissements, au moment de son passage.

La 3e (n° 4), une diarrhée chronique, a bien pu recevoir la maladie d'une de ces deux malades, de là dernière surtout, dont elle était presque le vis-à-vis.

On peut donc regarder la première de ces 3 malades comme un cas spontané d'infection, mais rien n'empêche d'attribuer la 3e à la contagion. Elle avait douze heures de maladie au moment de son passage, et deux jours d'incubation sont suffisants pour une diarrhée chronique.

La 7e malade, entrée le 21, atteinte le 25, est cette femme dont le diagnostic est incertain, qui fut soignée comme fièvre typhoïde à Montmorency et signalée comme atteinte de troubles cérébraux, causés par la peur, à la salle Sainte-Joséphine. Quatre jours séparent son entrée du début de son choléra, c'est le temps normal de l'incubation.

Enfin la 10e et la 12e malade n'étaient pas encore à l'hôpital au moment de la maladie des précédentes.

Je les compterai comme cas spontanés.

Ainsi la cause infectante est inconnue.

Sur 12 cas, 5 ne peuvent s'expliquer par la contagion directe de malade à malade présents tous deux.

Mais 7 cas admettent cette explication, ils forment une série régulière successive, dérivant les uns des autres.

Salles Sainte-Jeanne et Sainte-Marthe.

Ces deux salles, affectées aux maladies chirurgicales, n'ont eu chacune qu'une malade.

La malade de Sainte-Jeanne (nécrose du maxillaire) était à l'hôpital depuis le 30 septembre, et fut atteinte le 23 octobre. Elle a certainement contracté son choléra dans la salle, car elle était alitée ; je la compterai comme cas spontané.

La malade de Sainte-Marthe fut atteinte le lendemain de son entrée ; je la compterai encore comme cas spontané.

Ces diverses salles passées en revue, résumons ce qui a été dit :

La source infectante est inconnue pour cinq salles : salles de chirurgie, Sainte-Élisabeth, Sainte-Joséphine, Sainte-Anne, bien que cette dernière paraisse avoir été infectée par la salle Sainte-Eugénie ; elle est certaine pour la salle Sainte-Eugénie, enfin elle est douteuse pour la salle Sainte-Claire.

Sur 48 malades atteintes dans ces salles, la propagation par contagion directe de malade à malade, toujours présentes au moment de l'atteinte des précédentes, avec une durée de séjour en rapport avec celle qui est attribuée à l'incubation du choléra, donne les résultats suivants :

	Favorables.	Douteux.	Cas spontanés.	
Salle Sainte-Anne. . . .	9	2	1	(le premier).
— Sainte-Eugénie. . .	8	2	1	(le dernier).
— Sainte-Élisabeth . .	1	»	2	
— Sainte-Claire. . . .	6	2	»	
— Sainte-Joséphine . .	7	1	4	
— de chirurgie	»	»	2	
	31	7	10 = 20 0/0	

Les cas mis comme douteux sont ceux des malades qui, au moment de la maladie des précédentes, étaient cependant si voisines des lits de ces dernières, parties la veille ou l'avant-veille, qu'on ne peut s'empêcher de penser à une relation de cause à effet ; par exemple, les 2e et 3e malades de la salle Sainte-Eugénie, et la 9e de la salle Sainte-Joséphine. Pour les premières, cinq femmes de la même extrémité de salle furent atteintes successivement, et pour la dernière le lit qu'elle occupait venait d'être abandonné six jours auparavant par sa première cholérique.

PAVILLONS DES HOMMES.

Ils ne nous ont fourni que 16 malades.

Salle Saint-Henri (2 malades).

Six cholériques ont passé dans cette salle; 3 n'y ont fait qu'un séjour de quelques heures et les trois autres y ont terminé leur cure. Voici ces derniers :

N° 24. Du 24 septembre au 1er octobre.
N° 28. Du 30 septembre au 6 octobre.
N° 14. Du 7 octobre au 20 octobre.

Voici maintenant les 2 cas intérieurs :

Lits.	Entrée à l'hôpital.	Passage.	
19	Le 22 août.	Le 14 octobre.	La cholérine du n° 14 était
17	Le 13 octobre.	Le 19 octobre.	encore en traitement.

Du 10 au 14 octobre, presque toute la salle fut atteinte de diarrhée; mais, grâce aux bons soins et à la vigilance de M. le Dr J. Guyot, médecin du Bureau central, il n'y eut pas d'autres suites.

Les deux cas intérieurs précédents sont en faveur de la contagion et la prouvent.

Salle Saint-Honoré (2 malades).

Cette salle est affectée à la chirurgie, bien que située au premier étage. Elle a fourni deux malades, mais qu'il faut considérer comme des cas spontanés; car, s'il y a voisinage de lits, il n'y a pas coïncidence de dates.

Le 1er était au n° 25, entré du 16 octobre, atteint le 22 (orchite).

Le 2e était au n° 23, entré du 26 octobre, cholérique le 1er décembre (phlegmon de l'œil).

Salle Saint-Napoléon (rez-de-chaussée).

Cette salle de chirurgie n'a pas eu de malades.

Salle Saint-Charles (7 malades).

Avant le 1er octobre, du 23 au 29 septembre, un choléra léger fut soigné dans la salle.

Le premier cas intérieur est le nommé *Védrine*, qui n'est qu'un choléra entré à la période prodromique (voir p. 101).

Trois cholérines furent soignées aux

N° 16. Du 27 septembre au 10 octobre.
N° 28. Du 6 octobre au 16 octobre.
N° 12. Du 10 octobre au 21 octobre.

Voici maintenant la série des cas intérieurs :

Lits.	Entrée à l'hôpital.	Passage.	
3	5 octobre.	10 octobre.	C'est le nommé Védrine.
24	21 août.	10 »	Vis-à-vis d'une cholérine encore présente (n° 12).
31	28 septembre.	15 »	Vis-à-vis le premier malade.
34	24 mai.	15 »	Même extrémité de la salle.
19	25 octobre.	31 »	
16	9 novembre.	15 novembre.	
3	11 »	19 »	Lit du premier malade.

Les 5e et 6e malades seuls n'étaient pas présents au moment du passage des précédents ; je les compterai comme spontanés.

Salle Saint-Jérome (2 malades).

Cinq cholériques officiels ont été soignés dans cette

salle avant le 1er octobre. Voici ces malades, plus deux cholérines.

N° 8. Le 25 septembre. — Mort le même jour.

N° 9. Du 25 au 27 septembre.

N° 8. Du 26 septembre au 2 octobre.

N° 19. Du 26 au 28 septembre. (Emmené par sa famille.)

N° 11. Du 30 septembre au 14 octobre.

CHOLÉRINES.

N° 15. Du 27 septembre au 5 octobre.

N° 26. Du 14 au 24 octobre.

Malgré ce nombre considérable de malades il n'y a que deux cas officiels intérieurs, encore appartiennent-ils au mois de novembre. Il est vrai qu'on dit y avoir compté un certain nombre de cas légers qui furent guéris dans la salle même, à la grande satisfaction des malades atteints.

Voici les deux cas officiels :

Lits.	Entrée à l'hôpital.	Passage.
29	Le 29 octobre.	Le 4 novembre.
13	Le 14 novembre.	Le 29 novembre.

Ces deux malades ne paraissent avoir aucun rapport entre eux ; supposons-les spontanés.

Salles Saint-Augustin et Saint-Louis.

Ces deux salles de chirurgie n'ont fourni qu'un malade chacune, le 12 et le 13 octobre.

En résumé, sur trois salles de médecine, la salle Saint-Jérome seule nous donne des résultats négatifs, et cependant, si les quatre premiers cas paraissent légers, le 5e a été signalé comme spécialement grave par cet épithète soulignée : *asiatique*.

Nous compterons donc comme spontanés les cas suivants :

Salle Saint-Jérome	2
Salle Saint-Charles (le 1er et les 5e et 6e).	3
Salles de chirurgie	4
En tout	9

Réunissons maintenant tous les cas ensemble ; ils se divisent ainsi :

Favorables à la contagion	37	59 0/0.
Douteux	7	
Spontanés, c'est-à-dire sans rapport apparent avec les autres cas	19	30 0/0.
	63	

Au commencement de ce chapitre, j'ai cherché à démontrer que l'infection ne rendait pas compte de la marche et des allures irrégulières de l'épidémie à l'hôpital Lariboisière. De cette insuffisance, j'ai conclu à la probabilité d'une autre cause, de la contagion, me réservant d'expliquer plus tard l'origine, le développement des cas de choléra dans les diverses salles.

L'origine, la cause infectante n'a pu être démontrée dans 8 salles (dont 5 de chirurgie) ; elle n'est certaine que pour 3.

Mais on vient de voir la classification des 63 cas intérieurs et le nombre assez élevé de ceux qui sont dus à la contagion, c'est-à-dire à des rapports médiats ou immédiats de malade à malade, toujours présents au moment de la maladie des précédents, ayant une durée de séjour en rapport avec le temps admis comme nécessaire à l'incubation du choléra.

Ma preuve n'est-elle pas faite? Cette filiation des cas ultérieurs successifs n'éclaire-t-elle pas la question d'origine que je n'ai pu élucider, peut-être faute de renseignements? Ne suis-je pas autorisé à conclure que le choléra s'est développé dans les diverses salles de notre hôpital non par infection générale, mais par un premier malade connu ou inconnu qui en a déterminé un second et celui-ci, d'autres, etc.? Sans doute, il y a des points obscurs; mais, si tout avait été signalé, il est permis de croire que cette conclusion serait encore plus certaine.

Cela suffit cependant et amplement pour justifier la mesure de l'isolement des malades et son maintien plus rigoureux encore lors des épidémies futures.

Cette discussion n'a certes pas la valeur des faits cités par M. le Dr Bucquoy à la Société médicale des hôpitaux, ni du Mémoire de M. le Dr Espagne. Mais chacun apporte son contingent; faisant l'histoire de l'épidémie d'un hôpital, je ne puis y mélanger des faits étrangers. Je rappelle seulement les travaux de ces médecins, à cause des points obscurs que je n'ai pu élucider, et pour que la lumière qu'ils ont jetée sur la question de la contagion dissipe ces ombres légères, et affermisse les convictions.

CHAPITRE VI.

Je parlerai dans ce chapitre de la diarrhée prémonitoire, des complications et de la durée de la convalescence.

I. DIARRHÉE PRÉMONITOIRE.

1° Cas extérieurs (461).

Elle a manqué dans un assez grand nombre de cas surtout dans les dix premiers jours d'octobre.

Voici le tableau :

Pas de diarrhée prémonitoire ou diarrhée de moins de 12 heures..	159

C'est 34 0/0 sur l'ensemble des cas extérieurs.

Ce nombre se décompose ainsi : 80 femmes et 79 hommes.

Maladies aiguës	16
Maladies chroniques	14
Dérangements gastro-intestinaux	7
Alcoolisme — Vie irrégulière	40
Défaut d'acclimatation	8
Misère. — Alimentation insuffisante	11
Emotions profondes	8
Femmes enceintes ou accouchées	9
Contagion directe	20
Causes inconnues	26

Sur ce nombre, il en est mort 91 (ou 57 0/0), 46 hommes et 45 femmes.

Diarrhée de 12 heures à 20 heures	23
Diarrhée de 1 jour de durée	44
Diarrhée de 2 jours —	51
Diarrhée de 3 jours —	37
Diarrhée de 4 jours —	31
Diarrhée de 5 jours —	15
Diarrhée de 6 à 8 jours	25
Diarrhée de 10 jours et au delà	41

Mais, dans 26 cas, elle durait depuis longtemps et ne peut guère être appelée prémonitoire.

Renseignements insuffisants, non concordants.......... 35

2° Cas intérieurs (63).

Pas de diarrhée prémonitoire....................	29	32
De plus, elle manqua chez trois malades qui prirent des laxatifs..................................	3	
c'est-à-dire dans la moitié des cas.		

			Morts.
Ce nombre se décompose ainsi :	29 femmes et 3 hommes.		
	8 accouchements.................	—	7
	8 varioles.....................	—	5
	6 fièvres typhoïdes...............	—	6
	2 carcinomes utérins..............	—	2
	5 divers (médecine)...............	—	3
	3 divers (chirurgie)...............	—	3

Diarrhée de 12 à 20 heures de durée..........	2	—	1
— de 1 jour........................	5	—	4
— de 2 jours.......................	4	—	2
— de 3 jours.......................	3	—	»
— de 4 jours.......................	2	—	1
— de 6 jours.......................	1	—	1
— de 8 jours.......................	1	—	1
— de longue durée....................	13	—	11

En réunissant tous les cas, la diarrhée prémonitoire a donc manqué 191 fois sur 524, c'est-à-dire 36 0/0, ou dans les 4/11 des cas.

Au sujet de la diarrhée prémonitoire, j'ajouterai une remarque qui m'a été suggérée par les parents des malades ou par les témoins de leur maladie. Les prodromes du choléra paraissent avoir été ressentis de deux façons bien différentes par leur forme et surtout par leur terminaison.

Tantôt le malade n'était nullement incommodé ; il avait bien une ou deux petites selles à peu près liquides dans la journée, mais le sommeil, l'appétit restaient bons, les forces demeuraient intactes, et, dans sa confiance, le futur malade s'applaudissait peut-être de la vigueur de sa constitution, à laquelle il devait de payer un si léger tribut à l'épidémie. L'appétit restant bon, il se nourrissait autant, travaillait autant, et, s'il s'apercevait de sa petite diarrhée, il n'en parlait même pas, et son seul moyen pour la couper n'était que trop souvent quelque breuvage excitant.

Dans la seconde forme, au contraire, le malade était dès les premiers moments abattu, l'appétit était annulé et les forces considérablement diminuées. Qu'en résultait-il? Inquiété par ces symptômes alarmants, il cessait tout travail, suspendait forcément l'alimentation solide, et s'il ne consultait pas un médecin, au moins il n'employait pas de remèdes incendiaires et quelquefois il en employait d'appropriés à sa position.

La terminaison était également bien différente : dans le premier cas, le choléra éclatait bientôt avec son cortége de symptômes graves et emportait plus rapidement le malade qui du reste était anéanti en peu de temps ; dans le second, la maladie survenait bien malgré les moyens employés, mais sa marche était moins rapide, les accidents moins formidables, et cette forme, qui se rapproche beaucoup de l'embarras gastro-intestinal, a toujours été moins mortelle que la première, surtout si le sujet était sain, bien portant auparavant.

D'une part, instantanéité apparente, gravité extrême et immédiate de la maladie; mort rapide, aussi désolante qu'une mort subite; de l'autre, longue durée des prodromes faisant craindre une affection grave, mais y préparant les esprits, marche moins rapide et n'ôtant pas tout espoir dès le début, enfin guérison plus fréquente :

ce sont bien là des oppositions saisissantes que ne devaient pas oublier les parents, les amis du malade, quand elles s'étaient présentées dans la même famille.

Y a-t-il eu des cas de *choléra sec?* Je n'en ai vu qu'un seul de signalé sur les pancartes, mais c'est faute de renseignements suffisants; j'ai interrogé le frère du malade, son logeur et ses camarades de chambre, et voici leurs renseignements :

Cornet, 21 ans, journalier, entré le 1er novembre.

Il est à Paris depuis sept mois, venant de Belgique.

Le 22 octobre, il fut pris de diarrhée, puis de vomissements le 26; ce jour-là il vint trouver son frère, demeurant dans le XIXe arrondissement, et lui demander l'hospitalité, parce que son logeur et le médecin du quartier voulaient, disait-il, le faire transporter à l'hôpital. Sa maladie empira bientôt, malgré les soins prodigués par tout le monde, et le jour de son départ pour l'hôpital Lariboisière on craignait bien qu'il n'y arrivât pas vivant. A la période algide avait succédé une réaction adynamique, le typhus cholérique, et le malade mourut dans le coma le lendemain de son entrée.

Il avait eu quatre jours de diarrhée prémonitoire et les selles et les vomissements cholériques, qui n'avaient cessé que vingt-quatre heures avant sa mort, avaient donc duré du 26 au 31 octobre inclusivement.

II. COMPLICATIONS.

Sur les 258 victimes de l'épidémie, 164 sont mortes dans la période algide (81 hommes; — 83 femmes) : c'est 64 p. 0/0.

La réaction a été adynamyque chez 49 autres. (30 femmes)
Congestive, cérébrale. . . . 27 — (14 femmes)
Incomplète. . . . . 18 — (10 femmes)

Nous en reparlerons plus loin, au traitement.

Voici les complications survenues pendant la convalescence :

5 angines ; mais il faut les attribuer au froid qu'il faisait dans les petites salles du rez-de-chaussée.

2 bronchites simples ; l'une s'est aggravée après la sortie de la malade, est devenue broncho-pneumonie (guérison).

2 broncho-pneumonies ; un des deux sujets âgé de 63 ans était un alcoolique. La pneumonie est restée centrale et ne fut que soupçonnée pendant la vie ; le seul signe observé ce fut de la matité dans le tiers moyen du poumon droit, joint à un état adynamique grave. Mort le cinquième jour pour celui-ci ; l'autre s'est guéri.

1 pleurésie dont les symptômes fièvre, douleur, oppression revenaient tous les jours, le soir, à heure fixe (4 heures du soir).

1 pleuro-pneumonie. Le sujet qui en fut atteint avait été soigné à l'hôpital Saint-Louis pour le choléra ; c'est après sa sortie que survint cette complication, qui le fit entrer dans notre hôpital. Il faut ajouter qu'il est tuberculeux et par hérédité. Des abcès se sont ensuite formés avec trajets fistuleux le long du sternum ; on fut obligé de le drainer. Au mois de mars, ces derniers étaient fermés et le malade avait repris un peu d'embonpoint, peut-être même était-ce trop rapidement survenu !

2 congestions pulmonaires ; l'une, chez une femme enceinte.

1 apoplexie pulmonaire.

Le diagnostic n'est peut-être pas très-certain. C'est une femme qui sortit trop tôt, malgré toutes les observations; le surlendemain elle rentrait avec une dyspnée profonde, des râles trachéaux s'entendant à distance; pouls, 120; respiration, 60; crachats apoplectiques, plaqués, non aérés. A l'auscultation on n'entendait que de gros râles, à gauche surtout.

Rentrée à cinq heures du soir, la malade est morte neuf heures après.

1 gangrène pulmonaire (mort).

2 ictères; l'un appartient à un alcoolique qui est mort; l'autre, à une femme de vie irrégulière. — Guérison.

1 fièvre typhoïde.

La malade était à Paris depuis 6 mois; elle était descendue à la salle de convalescence depuis cinq jours quand survinrent les épistaxis, la diarrhée, etc.; heureusement la complication resta toujours bénigne; mais la nouvelle convalescence fut longue et exigea près de deux mois.

2 érysipèles de la face. — Guérisons.

Un de ces malades est entré à l'hôpital Lariboisière pour cette complication; il avait été soigné à l'hôpital Saint-Louis pour son choléra. Voici l'observation de l'autre.

Bertrand, 33 ans, cordonnier, entré le 19 décembre.

La diarrhée prémonitoire avait duré huit jours et augmenté peu à peu; hier survinrent les vomissements, mais il n'y a pas eu de crampes.

Le 19. Le malade a vomi douze fois et eu douze selles blanchâtres; pouls à 108, insensible, filé; voix altérée; refroidissemement général; cyanose des mains, de la face, des membres.

Le 20. Le pouls est à 116, extrêmement petit; vomissements bilieux fréquents; la cyanose est diminuée à la face; le malade se plaint d'une vive douleur à l'épigastre.

Le 21. La diarrhée a presque cessé, mais les vomissements sont toujours fréquents ; le malade a la figure un peu congestionnée ; la douleur d'estomac est toujours vive ; pouls 104, plus sensible.— 12 ventouses sèches, vésicatoire à l'épigastre.

Le 22. Les vomissements ont un peu diminué ; la langue est large, recouverte d'un enduit jaunâtre au centre ; le pouls diminue singulièrement : il est à 64.

Le 24. Le malade se plaint de douleurs de ventre, qui suivent le trajet du gros intestin, de douleur et de sécheresse dans la gorge qui l'empêchent d'avaler ; la langue est large, jaunâtre ; pouls à 60

Le 27. Les vomissements ont reparu hier ; la langue s'est desséchée ; il est survenu de la céphalalgie. En même temps on remarque que l'aile droite du nez est tuméfiée, c'est le début de l'érysipèle. On ne sent pas de gonflement des ganglions sous-maxillaires ; pouls à 68, dicrote.

Le 28. L'érysipèle s'est étendu ; il a pris les deux côtés du nez ; le pouls est petit, lent, à 73 ; la langue est rouge à la pointe ; vomissements ce matin.

Le 29. L'érysipèle atteint le bord inférieur de l'orbite des deux côtés ; même état des voies digestives ; pas de diarrhée ; vomissements bilieux ; pouls à 68.

Le 30. La région temporale est envahie des deux côtés ; langue toujours saburrale, sèche ; pouls à 76 ; le malade n'a plus vomi et n'a plus de selles ; lavement émollient.

Le 31. L'érysipèle a envahi le front, mais s'arrête et ne gagne pas le cuir chevelu ; pouls à 73.

Le 1er janvier. L'inflammation cutanée est arrêtée ; la peau n'est plus aussi tendue ; la langue s'humecte ; pouls à 76.

L'amélioration s'est continuée, et si le malade n'est pas sorti le jour de la fermeture des salles des cholériques, c'est qu'un nouveau gonflement était survenu à la joue gauche ; il l'attribuait à une dent cariée ; du reste il n'y avait ni céphalagie, ni embarras gastrique ; enfin l'inflammation n'a pas récidivé.

2 abcès des grandes lèvres.

1 angioleucite suppurée du membre inférieur gauche.

1 otorrhée purulente avec surdité passagère.

3 surdités simples passagères.

3 varioles, dont une fut mortelle.

Certes je ne veux pas dire que la variole soit une complication du choléra; si j'indique ici ces trois cas, c'est pour ne rien oublier.

Le premier cas est survenu chez une domestique de 23 ans, qui ne séjourna à l'hôpital que 6 jours, puis y rentra dix-sept jours après, au troisième jour de l'éruption. Ce ne fut qu'une varioloïde.

Il est donc probable que ce n'est pas à l'hôpital qu'elle en a pris le germe.

La deuxième a débuté à l'hôpital chez une femme de 48 ans; ce fut encore une varioloïde.

La troisième fut mortelle pour la malade; celle-ci est une femme âgée de 44 ans, et faisant assez souvent des excès de boissons. Elle est morte le neuvième jour de l'éruption.

9 contractures des extrémités, toujours au degré le plus simple, les doigts allongés en cône et avec difficulté de les mouvoir.

La chaleur et au besoin quelques frictions existantes en sont venues à bout facilement.

1 délire simple, divagation.

Il a duré trois jours, chez un concierge qui venait de perdre sa femme du choléra, sa santé était alors excellente.

9 éruptions diverses (érythémateuse, morbilliforme).

Deux fois elle fut furonculeuse, acnéiforme et très-abondante.

4 desquamations presque générales.

2 malades ont vu leurs ongles tomber; l'ébranlement a commencé par la racine.

4 paralysies plus ou moins complètes.

1° Des extenseurs de la main gauche.

Dumussy, âgé de 46 ans, cordonnier, que nous avons

déjà cité comme atteint de choléra pour la quatrième fois.

L'électricité fut d'abord employée par M. le Dr Oulmont, puis des injections sous-cutanées furent faites pendant quelque temps, enfin les bains sulfureux terminèrent la cure. Ce qui, au jugement du malade, lui a été le plus profitable, ce sont les bains sulfureux après l'électricité.

Au mois de mars sa guérison était toujours parfaite, sauf un peu de douleur dans l'épaule gauche pendant la nuit; mais le membre était aussi docile, aussi fort que son correspondant et qu'avant l'accident.

2° Des extrémités supérieures et inférieures d'un côté.

Miran, 23 ans, cartonnière.

Cette malade ne pouvait pas encore au mois de janvier mettre sa main droite derrière sa tête, ni se coiffer; la main ne s'ouvrait que difficilement et incomplétement. Les mouvements de la jambe étaient devenus plus faciles, mais l'anesthésie, l'analgésie y étaient absolues; la malade ne sentait ni le contact, ni le froid, ni le chaud, ni les piqûres, et cette anesthésie s'étendait jusqu'au pli de l'aine.

Il faut ajouter qu'elle ne suivait et n'avait suivi aucun traitement.

Une autre jeune fille de 16 ans présenta des phénomènes analogues, mais la guérison fut rapide; il y eut chez elle un peu d'œdème des extrémités droites, après sa sortie de l'hôpital.

La femme *Mauger*, âgée de 54 ans, après avoir eu des fourmillements, éprouva bientôt de la difficulté à remuer les membres du côté gauche, mais ce fut de courte durée. L'anesthésie durait encore le 7 mars dans le membre supérieur, bien qu'elle eût la pleine jouissance de ses mouvements volontaires; aussi laissait-elle tomber les objets qu'elle tenait dans cette main, si elle les tenait un peu longtemps, ou si elle cessait de les fixer.

III. DURÉE DE LA CONVALESCENCE.

En général, elle a été pour les femmes de quinze jours à un mois, et pour les hommes, de huit à quinze jours.

Voici du reste le tableau (266 malades guéris).

	Hommes.	Femmes.	Total.
Erreurs de diagnostic	10	5	15
Malades non retrouvés	14	3	17
Partis en province	13	3	16
Restés trop longtemps à l'hôpital	»	4	4
Entrés dans d'autres salles ou hôpitaux	12	20	32
Infirmiers, garçons de service	5	3	8
Pas de convalescence, ont travaillé de suite	5	»	5
1 semaine	34	10	44
2 semaines	30	19	49
3 —	12	15	27
4 —	10	14	24
5 —	»	2	2
6 —	1	3	4
2 mois	8	3	11
3 —	2	»	2
4 —	1	4	5
5 —	»	1	1

CHAPITRE VII.

TRAITEMENT; DIVERS MÉDICAMENTS EMPLOYÉS.

Je parlerai peu des traitements suivis par les malades chez eux. En général, les instructions du Comité d'hygiène publique ont produit d'heureux fruits, et les malades ont suivi les conseils qui leur étaient donnés; dans plusieurs familles, on en avait fait des copies afin de les consulter plus facilement en cas de malheur.

J'ai cependant recueilli de curieuses recettes et deux fois je me suis trouvé en face des inventeurs : c'est-à-dire que le résultat n'avait pas été heureux. Dans la rue du Bon-Puits, il y en avait un assez en vogue. Son traitement consistait en une mixture de fromage blanc et de vin blanc, mélangés intimement et par parties égales et qu'on devait prendre religieusement par petites cuillerées à bouche tous les quarts d'heure. Son malade, qui devint le nôtre plus tard, un homme de 30 ans, extrêmement robuste, n'était à Paris que depuis quinze jours (venant de Pontoise), quand il fut atteint par l'épidémie; au bout de deux jours de maladie il s'était décidé à venir à l'hôpital. Du reste, malade et guérisseur étaient dans les meilleurs termes : je les ai trouvés dinant ensemble, et le premier s'était laissé persuader que s'il n'était pas mort, il le devait au traitement employé dès le début.

D'autres usaient du camphre à haute dose : il y en avait partout, m'a-t-on dit, sous les oreillers, sur les meubles, dans les draps de lit; enfin on avait encore employé des préparations pour l'usage interne. Les deux malades qui furent ainsi traités sont morts tous deux, et je n'exagère pas en le disant, que leur mort reste attribuée au traitement et aux médecins de l'hôpital.

Enfin le chlorure de chaux, qu'on voyait employer comme moyen préventif, le fut également comme moyen curatif : — Frictions, inhalations, etc.

A l'hôpital, je ne dirai pas que les traitements ont varié, car c'était toujours le même fond commun qui servait de base; mais certains médicaments ont été utilisés de préférence pendant la période algide.

M. le Dr Pidoux, en prenant le service le 15 octobre, formula avec M. le Dr Ducom, pharmacien en chef de l'hôpital, les deux potions suivantes, désignées sous les noms de faible et de forte.

1° POTION FAIBLE.

Eau-de-vie à 56°, 1 litre	ou 900 grammes.
Huile essentielle d'anis......	50 gouttes.
Teinture de noix vomique...	50 —
Sulfate de quinine.........	1 gr. 25.

2° POTION FORTE.

Eau-de-vie à 56°..................	1 litre
Essence de girofle.	āā 30 gouttes.
— canelle.	āā 30 gouttes.
Teinture de noix vomique....	100 gouttes
Sulfate de quinine...........	2 gr. 50.

La noix vomique était dirigée contre les vomissements, le sulfate de quinine était donné comme amer.

On donnait une cuillerée à bouche de la potion toutes les deux heures, jusqu'à ce que survînt la réaction. La première était prise avec plaisir par tous les malades.

La nouvelle arrivée était-elle gravement atteinte, la religieuse de la salle lui donnait la potion forte; dans les cas moins intenses, la potion faible était préférée.

Rarement les malades vomissaient ces potions; au contraire, il y avait un moment de trêve, puis dans les dix à douze heures suivantes, on constatait une réaction, qui pouvait ne pas persister toujours, ou dépasser les limites physiologiques, mais on ne peut en incriminer le médicament.

MM. les Drs Pidoux et Cadet de Gassicourt ont seuls

employé ces potions; encore ce dernier a-t-il diminué la quantité d'eau-de-vie de 100 grammes.

M. le Dr Hérard a fait usage dans la première quinzaine d'octobre de l'acétate d'ammoniaque, et dans la première quinzaine de novembre, il a surtout employé la liqueur de Strogonoff, modifiée selon cette formule :

Teinture de noix vomique.	1 gramme.
— de castoréum.....	1 —
— d'opium.........	2 —
— d'arnica.........	2 —
— de valériane.....	4 —
Essence de menthe........	1 —
Liqueur d'Hoffmann.......	4 —
Huile de cajeput	10 gouttes.
Chloroforme...............	8 gouttes.

On en mettait 3 cuillerées à café dans 3 grandes cuillerées d'eau, et après avoir sucré on en faisait prendre une cuillerée toutes les demi-heures jusqu'à 3, puis le reste était pris dans la soirée et le lendemain matin.

Si le malade éprouvait une trop grande répugnance, on augmentait la quantité d'eau.

Les malades trouvaient cette liqueur extrêmement forte, et de fait, l'odeur et l'impression produite par l'essence de menthe étaient très-vives.

D'autres médecins se servaient de cette liqueur à la dose de 10 gouttes dans un demi-verre de vin blanc.

M. le Dr Moissenet a fort employé une liqueur amère dont il rapporte la formule à Récamier, Cayol :

Racine de gentiane.......	16 grammes.
— d'aunée...........	16 —
— d'angélique	16 —
Écorce de simarouba.....	10 —
— de quinquina.....	30 —
Calamus aromaticus......	16 —
Eau-de-vie de genièvre...	1 litre.

Toutes ces substances sont mises à macérer quelques jours dans 1 litre d'eau, puis on y ajoute l'alcool de genièvre.

Le malade en prenait 3 cuillerées à bouche dans la journée: le matin, à midi, le soir. S'il la trouvait trop forte, on ajoutait un demi-verre d'eau dans la dose à prendre chaque jour.

Je ne puis dire les effets de cette liqueur sur les malades algides, mais elle était fort utile pendant la convalescence, lorsque le défaut d'appétit persistait.

Ce que j'ai vu le plus employer par le même médecin, c'est la potion salée (4 grammes de sel pour 120 d'eau), médication qui lui était habituelle dans les épidémies précédentes, parce que ce sel, s'il est absorbé, est un stimulant, un diaphorétique, un antiseptique. Il remplace encore celui qui a été éliminé par les déjections ; enfin, on sait le rôle immense que joue le chlorure de sodium dans l'économie, sa nécessité pour la fixation possible de l'oxygène sur les globules sanguins. L'énorme élimination qui s'en fait par les vomissements et les selles expliquerait-elle la cyanose consécutive qui se développe en proportion de leur persistance ?

Dans toutes les épidémies, des faits favorables à cette médication ont été rapportés, mais ils ne paraissent être que des faits isolés ; la théorie est favorable à son emploi, la pratique y répond moins.

Cette année il en est de même pour ce que j'ai pu voir ; deux fois la potion salée produisit presque une véritable résurrection : du jour au lendemain les malades étaient devenus méconnaissables; de moribonds, ils étaient devenus des malades presque convalescents.

L'élixir de la Grande-Chartreuse a été employé avec

succès, pendant la période algide, et lorsque la réaction était incomplète ou paraissait faiblir ; la dose employée était d'une cuillerée à soupe dans un verre d'eau chaude sucrée. C'est encore M. Moissenet qui en a demandé l'introduction dans le traitement des cholériques.

Enfin, comme excitant local, cutané, le même médecin s'est servi des bains de Pennès. Durée du bain : une demi-heure.

M. le Dr Duplay aurait essayé les alcalins (bicarbonate de soude de 4 à 8 grammes par litre), mais pour y renoncer plus tard ; il n'aurait donc pas obtenu de cette médication les bons effets que lui attribue M. Baudrimont. C'est l'ammoniaque liquide en quarts de lavement et à la dose de 2 à 4 grammes, l'acétate d'ammoniaque uni à l'éther dans une potion, le vin de Bagnols, qui seraient restés la base de son traitement pendant la période algide.

M. le Dr Oulmont aurait un peu essayé les divers médicaments préconisés : liqueur de Strogonoff, limonade sulfurique (4 grammes d'acide par litre de décoction de salep), sulfate de cuivre, etc. Mais je n'ai pu suivre sa visite, ni savoir son jugement définitif, ses préférences, s'il en a.

Thé au rhum.

Il semble devenu aussi indispensable dans le choléra que la décoction de racine de canne de Provence après l'accouchement. Son utilité me paraît aussi contestable que celle de cette racine, qui est inoffensive du moins. Dans la période algide, il est invariablement vomi, surtout s'il est chaud ; dans la période de réaction, il est contre-indiqué, à moins peut-être de réaction incomplète ; il n'est donc acceptable qu'à la convalescence comme boisson flattant le moral du malade, et encore n'est-il pas sans dangers.

Glace.

C'est un médicament indispensable, et je ne vois pas par quoi on pourrait la remplacer ; elle est agréable aux malades qui la prenent avec avidité, parce qu'elle calme leur soif ; elle arrête les vomissements par sédation nerveuse. Mais il faut qu'elle soit brisée en menus fragments et avalée de suite, au lieu d'être conservée dans la bouche.

On a souvent combiné son emploi avec celui de l'eau de Seltz, bien préférable à la potion de Rivière, d'une préparation difficile et dont le gaz ne se dissout pas dans l'eau, faute de pression.

Vomitifs.

La poudre d'ipécacuanha a surtout été employée au début lorsque la forme de l'embarras gastrique dominait: état nauséeux avec inappétence, alourdissement du malade; plus tard, quand les vomissements étaient bilieux et persistants, paraissaient être le symptôme prédominant, enfin quand les déjections restaient modérées, et qu'on pouvait les supposer dues à l'atonie des voies digestives.

Jamais nous n'en avons vu de fâcheux résultats, et presque toujours la secousse produite par les vomissements, les contractions qu'ils déterminaient dans le tube digestif, avaient d'heureux résultats. Presque toujours utile, jamais nuisible, telle est l'opinion que je me suis faite de ce médicament dans ces circonstances.

Purgatifs.

C'est comme agent substitutif que les purgatifs ont été employés, mais rarement et peut-être avec regret de l'avoir fait. J'ai retenu de la conversation de quelques-uns de mes chefs de service, et surtout de M. le Dr Cazalis, qu'il n'est pas de médicament d'un emploi plus difficile, plus dangereux, que les purgatifs dans le choléra.

Il faut pouvoir apprécier le degré de réaction, de résistance du malade; si on se trompe, ou si on est trompé, le purgatif amène un collapsus rapide.

Cependant M. le Dr Moissenet les a plusieurs fois employés et il nous l'a dit, ce fut avec avantage. Il faut donc, pour se risquer dans leur emploi, être doté de ce tact médical, sorte d'intuition, apanage des esprits d'élite, et que nous admirons chez nos maîtres dans les hôpitaux.

Le début de la diarrhée et du choléra ont été occasionnés douze fois par des purgatifs; 9 malades, avant leur entrée, ont été traités par ce procédé; tous ont vu leur position aggravée et 6 sont morts, entre autres celui qui fut marqué comme choléra sec: avant son entrée, il avait pris 2 bouteilles d'eau de Sedlitz.

Anti-diarrhéiques.

On les employait lorsque la diarrhée seule persistait, malgré l'amélioration générale; au début, lorsqu'elle était trop forte; c'étaient la décoction blanche de Sydenham, le sous-nitrate de bismuth, seuls ou associés au laudanum.

Peut-être ne doit-on pas se préoccuper d'arrêter trop tôt la diarrhée, ni trop brusquement; on éviterait en partie les dangers de la réaction à forme cérébrale, d'autant plus que les purgatifs, donnés alors, ne peuvent la ramener.

Traitement externe.

Les sinapismes ont joué un immense rôle dans le traitement du choléra pour réveiller le malade pendant les diverses périodes et pour déterminer une révulsion nécessaire. Plusieurs malades sont entrés après avoir été fortement sinapisés, et trois fois le service de M. Pidoux a eu l'occasion d'observer des eschares, produit de sinapismes oubliés. Chez un autre malade il n'y avait que des phlyctènes : à cette place, la peau était brûlante, tandis que partout ailleurs elle était froide. Il faut ajouter que le malade avait eu un commencement de réaction avant son entrée et qu'elle avait cédé depuis ; chez les trois sujets porteurs d'eschare il n'y avait d'inflammation éliminatrice nulle part.

On employait les vésicatoires volants à l'épigastre dans les cas de vomissements persistants avec sensation douloureuse de constriction, de barre épigastrique ou avec douleur fixe. D'autres fois on en mettait aux mollets, aux cuisses; mais alors le danger était grave, imminent et ordinairement on constatait qu'ils n'avaient même pas amené de rougeur à la peau.

Les affusions froides ont été employées dans les services d'hommes seuls avec succès quelquefois, d'autres fois sans résultat. C'était toujours dans les cas d'ataxie. Je ne les ai vues essayer que sur un malade ; il avait un commencement de réaction qui disparut immédiatement.

Les bains d'air chaud (produits de la combustion de 5 lampes à alcool, qu'un tube conduit dans le lit du malade) ont été employés spécialement par quelques médecins de l'hôpital. C'est un moyen énergique pour réchauffer les malades, même malgré le défaut de réaction physiologique ou morbide. A cette occasion je ne puis m'empêcher de parler d'un malade cyanosé et glacé soumis à l'action de ce bain. Les parties de son corps en contact avec les produits gazeux et la vapeur étaient réchauffées, humides ; de fines gouttelettes d'eau étaient déposées çà et là sur la peau ; mais en mettant la main entre le matelas et son dos, on trouvait celui-ci glacé; il l'était comme l'étaient la face et la langue. Cette eau, que je prenais d'abord pour de la transpiration, n'était qu'une condensation de vapeur sur une surface trop froide. Il n'est donc pas douteux, que si l'économie n'avait eu besoin que d'être aidée pour produire une réaction, ce bain d'air n'y eût puissamment contribué ; seul, il est resté impuissant.

Les grands bains, soit simples, soit sinapisés, ont été bien peu employés, parce que de grands travaux s'exécutaient alors à l'hôpital et le service des eaux en souffrait un peu.

Sulfate de cuivre.

Le 24 octobre, M. le Dr Burcq vint demander à M. Pidoux d'employer le sulfate de cuivre dans son service. La conviction profonde de cet honorable médecin, les succès qu'il annonçait comme certains, immédiats, si nous savions nous mettre au-dessus d'une prévention fâcheuse, les succès de M. de l'Isle, à Marseille, tout cela fit consentir M. Pidoux à l'essai et il fut convenu que la moitié des malades nouveaux serait soumise à ce traitement.

Voici comment il fut formulé :

Julep gommeux de 150 grammes,

Laudanum, 6 gouttes pour produire la tolérance,

Sulfate de cuivre ammoniacal, 0,75.

Cette potion était à prendre par cuillerée à bouche toutes les heures.

Enfin on donnait un quart de lavement par jour avec 0,50 de ce sel.

Une femme entrée avant le 24 octobre et huit autres furent soumises à ce traitement. Voici ces malades :

Ve Frottier....	43 ans, entrée	le 24	octobre.	Mort le 25 octobre.	
Ve Moulière...	43	—	le 24	—	Mort le 4 nov. (cas intérieur)
Delsirrier......	27	—	le 22	—	Mort le 25 octobre.
Crétiau........	71	—	le 25	—	Mort le 27 —
Penin.........	34	—	le 25	—	Mort le 27 oct. (cas intérieur).
Klepper.......	28	—	le 26	—	Mort le 26 octobre.
Fleurentin.....	64	—	le 26	—	Guérie.
Duchatel......	23	—	le 27	—	Mort le 29 octobre.
Fe Roug......	38	—	le 29	—	Mort le 31 —

Ainsi, sur ces 9 malades, il y eut 8 morts, sans amélioration même passagère, et la malade guérie avait refusé de continuer l'usage de ce sel, parce qu'il la faisait vomir et lui laissait un arrière-goût insupportable.

A partir du 30 octobre, il ne fut plus question du sulfate de cuivre, et le 15 novembre, à la reprise du service, les essais ne furent plus renouvelés.

Je ne disconviens pas que les essais ont porté sur trop de sujets; mais il ne s'en présentait pas plus à cette époque, et les femmes qui entraient à l'hôpital étaient partagées entre deux services.

Du 24 au 29 octobre, la salle Sainte-Mathilde a reçu 12 nouvelles, et, sur ce nombre, 7 furent traitées par le sulfate de cuivre.

Le hasard a peut-être fourni aussi une série malheureuse ; des 5 malades non traitées par le cuivre, une est morte le lendemain de son entrée, une autre âgée de 12 ans fut formellement exceptée, des 3 autres une seule fut assez gravement malade, mais ce fut pendant la réaction ; elle s'est guérie, grâce à des hémorrhagies spontanées ; toujours on choisissait les malades atteints de choléra de moyenne intensité au moins.

Entre le mode d'administration employé et celui de M. de l'Isle, il n'y a d'autre différence que l'usage d'heure en heure, au lieu de demie en demie heure qu'il indique.

En résumé : tels qu'ils sont, ces résultats obtenus à la salle Sainte-Mathilde sont désastreux, et nous sommes loin des succès promis avec tant d'assurance et sous une forme de mise en demeure un peu accusatrice contre les récalcitrants.

MM. les Drs Tardieu et Oulmont ont employé également le sulfate de cuivre ; car j'ai rencontré de leurs malades chez lesquelles il a fallu le suspendre ; mais je ne connais pas le jugement définitif de ces deux chefs de service.

Est-il vrai que les ouvriers en cuivre soient à l'abri des atteintes du choléra ?

Deux ouvriers travaillant le cuivre sont entrés à l'hôpital Lariboisière comme cholériques : l'un chaudronnier, âgé de 57 ans ; l'autre, tourneur en cuivre, âgé de 22 ans. Le premier, qui est phthisique, s'est guéri ; le second est mort ; le premier ne travaillait pas toujours le cuivre exclusivement ; le second ne tournait que le cuivre, et cela depuis son entrée en apprentissage (14 ans). M. le Dr Decori nous apprend en outre qu'à l'hôpital Saint-Antoine, il est entré 6 ouvriers en cuivre (2 fondeurs, 1 polisseur, 3 tourneurs) et 2 ouvrières (1 polisseuse et 1 découpeuse de rouages) ; sur ces 8 malades, 4 hommes sont morts.

En visitant nos malades, lorsque j'ai rencontré une fonderie je suis entré pour demander des renseignements sur l'état de santé des ouvriers pendant l'épidémie.

Dans la première maison où je suis entré, chez

MM. Leverbe père et fils, rue Pierre-Levée, n° 12, un ouvrier était mort du choléra et celui qui me répondait avait été dangereusement malade. Or, ces deux hommes étaient dans la partie depuis leur adolescence. Dans la même rue, chez MM. Vialet et Boutier, un ouvrier était encore malade à l'Hôtel-Dieu et M. Boutier me racontait avec douleur que deux de ses frères, âgés de 27 et de 31 ans, étaient morts du choléra en 1849. Aussi, n'ajoutait-il aucune foi à cette prétendue immunité si cruellement démentie dans sa famille. J'ai trouvé d'autres malades dans d'autres maisons, comme j'ai rencontré des ateliers qui sont restés indemnes. Mon relevé comprend 12 malades pour les maisons que j'ai visitées.

Ces recherches ne sont pas toujours faciles ; quelquefois j'étais reçu avec un sourire presque moqueur et on me répondait avec assurance que jamais personne n'avait songé à être malade un seul instant. Je m'associais à leur bonheur, puis je répondais que toutes les maisons analogues n'avaient pas eu la même satisfaction. Bref, souvent je finissais par apprendre que tel ouvrier avait été malade, mais que c'était de peur ; tel autre encore, mais que c'était un buveur, etc.

Pourvu que les hommes n'aient pas succombé, il semble qu'ils n'avaient pas été malades.

Le cuivre n'est donc pas un préservatif ; il en est de même du mercure et du plomb : nous avons soigné des malades maniant les composés de ces corps.

Les ouvriers qui travaillent ces métaux sont-ils moins atteints que d'autres ? C'est maintenant une question de proportion qu'une enquête administrative pourrait seule résoudre.

Ces divers médicaments passés en revue, est-il pos

sible de les apprécier par la mortalité des diverses salles? C'est très-difficile; car le service des cholériques changeait tous les quinze jours de médecins; chaque médecin nouveau recevait des malades en traitement depuis plus ou moins de jours, puis à son tour il en laissait dans des conditions analogues.

Voici d'abord la mortalité de chaque salle pendant l'épidémie, depuis le 1er octobre :

Salle Saint-Vincent....	188	malades.	Morts	86 = 46 0/0
Salle Saint-Landry.....	77	—	—	29 = 38 0/0
Salle Sainte-Mathilde..	163	—	—	84 = 51 0/0
Salle Sainte-Marie.....	76	—	—	48 = 64 0/0

Il n'y a d'écart bien sensible qu'entre les deux salles affectées au service des femmes.

Comment aller plus loin maintenant? Faut-il compter les malades entrés par quinzaine et les morts, quelle que soit l'époque du décès? Cela peut donner la mesure de la gravité des cas, mais non celle de l'efficacité du traitement. Faut-il tenir compte de l'époque du décès et de l'exeat? Alors attribuons à chaque médecin qui quitte le service les malades sortis ou morts dans les cinq jours suivants.

Voici les deux résultats en regard pour la salle Sainte-Mathilde.

	SANS L'ÉPOQUE DU DÉCÈS.			D'APRÈS L'ÉPOQUE DU DÉCÈS		
	Entrées.	Morts.	0/0	Entrées.	Morts.	0/0
Octobre... 1re quinzaine.	68	40	59	54	37	68
Id. 2e —	48	23	48	49	25	51
Novembre. 1re —	19	9	47	27	10	37
Id. 2e —	18	7	39	15	6	40
Décembre, tout le mois..	10	5	50	18	6	33

Les chiffres des deux résultats sont trop en rapport avec le maximum et la décroissance de l'épidémie en général pour qu'on puisse en tirer quelque conclusion.

2° TRAITEMENT

DES COMPLICATIONS DE LA PÉRIODE DE RÉACTION.

Ce traitement n'était difficile, pénible que dans les cas de réaction avec congestion cérébrale, d'ataxie, et dans ceux de réaction avec adynamie, de forme typhoïde.

Dans la réaction physiologique les vomissements disparaissaient et la diarrhée ne cessait que plus tard en diminuant chaque jour; enfin l'appétit reparaissait rapidement. Le pouls baissait plus ou moins vite, et descendait au-dessous de la moyenne pour y remonter ensuite. Quelquefois il devenait alors irrégulier, intermittent, mais ce n'était pas de longue durée; d'ailleurs le même phénomène se présente assez souvent à la fin des maladies graves. Toutefois, chaque fois que je l'ai noté, je n'ai pas manqué d'ausculter les malades chez eux, afin d'éviter toute erreur et de ne pas croire à une affection cardiaque lorsqu'il n'y avait qu'un léger trouble d'innervation et vice versà.

Réaction avec congestion cérébrale.

Dans cette réaction, les ressources étaient bien limitées.

Lemaître, 22 ans, domestique, entrée le 15 octobre.

Cette jeune fille était d'une vigoureuse constitution, fatiguée cependant par défaut volontaire de sommeil. Elle fut atteinte après 4 jours de diarrhée prémonitoire, et entra à l'hôpital le 2e jour de la maladie confirmée. La potion forte fut administrée, et, comme les selles étaient déjà involontaires la nuit précédente on prescrivit 15 gouttes de laudanum dans une potion; sinapismes; glace.

Le 16. Amélioration ; les vomissements ont diminué ; les selles également.

On supprime 8 gouttes de laudanum.

Le 17. La malade est engourdie ; le pouls se relève, la chaleur est un peu vive ; 2 selles et 2 vomissements.

Suppression du laudanum ; café ; eau de Seltz.

Le 18. La torpeur s'accuse de plus en plus ; il n'y a plus ni selles, ni vomissements.

Le pouls est plus lent, à 88 ; les pupilles se contractent bien, mais sont resserrées. Sinapismes ; café.

Le 19. La congestion est très-prononcée ; facies vultueux ; pouls à 116.

Une saignée de 4 palettes est ordonnée, mais c'est à peine si on peut obtenir du sang. Le soir, on fait appliquer 12 sangsues derrière les oreilles.

Le 20. Malgré une abondante perte de sang (car celui-ci était figé en longues traînées derrière les apophyses mastoïdes) la malade est aussi engourdie. Lorsqu'on l'excite, qu'on veut la réveiller « Laissez-moi dormir, » répond-elle.

Notre savant et excellent maître appelait cet état du narcotisme spontané, et il le comparait à celui qui suit l'empoisonnement par l'opium et par le gaz acide carbonique.

Tel fut l'effet des saignées et des sangsues chaque fois qu'elles furent employées, et malgré les indications les plus formelles : aussi en a-t-on été sobre. Je pourrais encore citer 5 cas analogues ; mais ils appartiennent à des femmes âgées et que les renseignements pris à domicile m'ont appris avoir été sujettes à des congestions semblables auparavant et depuis longtemps. En voici une observation.

Femme Milan, âgée de 63 ans, couturière, entrée le 22 octobre. J'ai déjà cité cette dame comme un exemple de la contagion ; elle soignait son mari depuis dix jours, quand, le 19 pendant la nuit, éclatèrent subitement et sans diarrhée prémonitoire, les accidents du choléra (p. 45).

Le 22 (jour de son entrée), il n'y a plus de selles ni de vomissements ; le pouls est à 100, assez fort, peu dépressible ; la chaleur est bonne, excepté pour les mains qui sont froides.

Eau de Seltz vineuse ; sinapismes.

Le 23. Les yeux sont injectés finement, la face est bleuâtre, le pouls est à 92, non dépressible. C'est de l'asphyxie chaude.

12 ventouses sèches appliquées largement et longtemps sur le dos, à la nuque. Eau de Seltz vineuse ; café ; bouillon.

Le 24. La congestion est un peu plus prononcée, le pouls est à 92, fort et presque bondissant. Ni selles ni vomissements.

20 ventouses sèches, et 6 scarifiées qu'on placera à la nuque ; suppression du café. Sinapismes.

Le 25. Même état ; la face est pourpre et l'intelligence est nulle. Le pouls est à 88, à grande ondée sanguine. Pupilles contractées

20 ventouses sèches ; lavement salé ; bouillon.

Le 26. État plus grave. La face est pourpre, mais à un degré plus accusé ; il s'y joint un peu d'agitation. Pouls à 88, plein, fort.

Saignée de 2 palettes ; elle ne réussit pas, et 5 sangsues sont placées derrière chaque oreille.

Le 27. La malade est aussi mal aujourd'hui ; la respiration devient pénible ; le pouls est monté à 100 ; il est fort, tendu. Il y a eu de l'agitation la nuit.

Lavement purgatif. Vésicatoire à chaque mollet.

Le 28. Même état, et, de plus, il y a des contractures dans le bras droit, qu'on ne peut étendre ni fléchir. Pouls à 100 ; respiration parfois suspendue.

Le 29. La malade est pâle aujourd'hui ; le pouls est à 112, la respiration varie de 28 à 38.

Mort à 3 heures du soir.

Quelle différence de résultat quand une hémorrhagie spontanée, nasale, utérine ou intestinale survenait au milieu de cet état congestif.

L'amélioration était presque immédiate.

Boulet, 33 ans, cuisinière, entrée le 9 novembre.

Chez cette malade, il n'y eut pas de diarrhée prémonitoire, rien qu'un peu d'anorexie et de soif pendant cinq à six jours. Elle entre étant malade depuis douze heures, le pouls à 112, faible ; légère teinte cyanique ; yeux caves, cernés.

Le 12. La fièvre s'allume, la malade a le visage empourpré; selles et vomissements bilieux; yeux injectés.

20 ventouses sèches.

Le 13. La congestion augmente. Céphalalgie, pouls à 88; respiration 28.

10 ventouses scarifiées de manière à extraire 100 grammes de sang.

Le 14. Aggravation; facies exprimant la souffrance; le sillon naso-labial est relevé, ainsi que la lèvre supérieure; les traits sont contractés et fortement appliqués sur les surfaces osseuses; pouls à 84, respiration 32; céphalalgie frontale.

10 ventouses scarifiées, café.

Le 15. Amélioration; mais hier la malade a eu une abondante perte utérine; aujourd'hui elle est éveillée, elle se préoccupe de son état. Céphalalgie encore vive; pouls à 92, bondissant; respirations 30, plus égales.

Le 16. Hier encore une nouvelle perte de sang s'est faite et l'amélioration est plus considérable aujourd'hui. Le pouls est à 100, plus souple; le nombre des inspirations est descendu à 26.

Les pertes de sang se continuent jusqu'au 20 novembre, puis survinrent encore des épistaxis. La céphalalgie, les phénomènes congestifs disparurent l'un après l'autre, et la convalescence s'établit.

Enfin une abondante éruption de furoncles, des boutons d'acné sur les épaules et une desquamation générale de la peau furent le signal de la convalescence. Pendant cette desquamation l'urine fut examinée avec soin pour surprendre la première apparition de l'albumine, si elle survenait; enfin les plus grandes précautions furent conseillées à la malade pour éviter tout refroidissement.

Chez 8 autres malades, les dangers de la réaction avec congestion cérébrale furent conjurés par des hémorrhagies spontanées. L'indication de la soustraction d'une certaine quantité de sang ne ressort-elle pas de ces faits? Et pourquoi le bénéfice obtenu est-il nul quand la soustraction était faite par nos mains, tandis que la guérison avait lieu quand l'hémorrhagie était spontanée. Faut-il soupçonner dans le sang provenant d'une hémorrhagie utérine des produits excrémentitiels qui seraient éliminés par lui seul? C'est une vue de l'esprit, et d'ailleurs pour l'épistaxis simple, qui avait les mêmes avantages pour la malade, on ne peut guère le supposer. Si le sang menstruel ne se prend guère en caillots et peut ainsi fournir un élément au diagnostic des hémorrhagies, dans le cas présent les caillots ne manquaient pas ; la malade en expulsait en quantité. Dans tous les cas, à mesure que la détente organique se faisait, à mesure aussi le pouls augmentait en devenant plus souple.

Réaction adynamique, à forme typhoïde.

Parotidites.

Cette espèce de réaction, aussi désolante pour le médecin que la première a été fréquente. Elle était surtout spéciale aux malades atteints d'autres affections, aux cas intérieurs, quand ils pouvaient ne pas mourir dans la période algide.

Chez presque toutes, la réaction était d'abord faible, incomplète ; puis la langue se séchait, s'encroûtait de fuliginosités; la diarrhée persistait. Le symptôme prédominant c'était l'affaissement général, la prostration, signalée par la figure terne, le pouls petit, faible, mou ; la malade glissait dans son lit sans pouvoir se tenir; l'urine s'accumulait souvent dans la vessie; il fallait la sonder et quelquefois on évacuait ainsi de un litre à deux litres d'urine.

J'ai compté dans la salle Sainte-Mathilde 15 à 18 femfemmes qui ont succombé dans cette période d'adynamie.

Les parotides n'ont pas été fréquentes; j'en ai recueilli 5 cas (4 femmes et 1 homme). Des 4 femmes, 2 étaient atteintes d'affections utérines graves; une autre était en état puerpéral et j'ai déjà rapporté son observation (p. 105); enfin la dernière était accusée d'avoir provoqué son avortement. Dans 3 cas où j'ai noté le côté atteint, 2 fois ce fut la glande parotide gauche qui s'enflamma. Enfin 2 fois la scène s'est terminée après une nuit de délire.

En voici une observation :

X...... 22 ans, domestique, entrée le 15 décembre.

Cette malade était déjà souffrante depuis une dizaine de jours, lorsqu'elle se décida à entrer à l'hôpital ; elle parle peu, à mots coupés.

Le 16, nous la trouvons dans cet état : cyanose des lèvres, voix altérée, oppression ; pouls 120 ; 24 respirations ; depuis son son entrée, elle a eu cinq selles blanches et pas de vomissements.

Potion salée avec 4g de chlorure de sodium ; lavements salés ; thé au rhum.

Le 27, elle se plaint d'une douleur au cou du côté droit.

La langue se sèche, le pouls reste toujours élevé à 120, et cependant la diarrhée est modérée et les vomissements sont arrêtés.

Le 18, le gonflement se fait déjà remarquer à la région parotidienne ; la malade ne peut ouvrir la bouche ; pouls à 116, moins souple, fort. Ce matin, un epistaxis est survenu.

On recouvre la partie malade de ouate, après y avoir fait des frictions avec de l'huile d'amandes douces. — Bouillon, potage, lavement salé.

Le 19, la malade a la face gonflée, à tel point que l'œil droit est en partie recouvert ; pouls à 112, fort, plein.

Le 20, écoulement sanguinolent par le conduit auditif externe ; pouls à 100.

Le 21, on découvre un point de ramollissement dans la tumeur ; le pouls est à 112 avec des intermittences rares ; le conduit auditif externe fournit un liquide purulent. — Cataplasmes.

Le 22, on ouvre un foyer de suppuration ; le pus est assez bien lié, un peu grumeleux ; pouls à 100 avec 2 à 3 intermittences.

Le 23, nouvelle ouverture d'un second foyer ; la malade se trouve mieux après les incisions : la face est moins gonflée de ce côté ; le pus est mieux lié ; mais le pouls reste toujours élevé, plein, à 116.

Le 24, l'aspect général paraît bon à première vue ; mais le délire survient la nuit ; la peau se sèche, la langue l'est également ; le pouls devient de plus en plus petit et rapide ; il est à 140. Le pus s'écoule abondamment par les deux incisions ; un troisième foyer est ouvert ce matin.

Le 25, la nuit dernière, la malade a été en proie à un violent délire ; toute la nuit elle a crié à l'assassin, etc. Le matin, au point du jour, elle se calme tout à coup et meurt subitement.

Ainsi de ces 5 parodites, aucune n'a eu de caractère critique heureux. Pendant 6 années d'études dans les hôpitaux, j'ai eu l'occasion d'en voir 4 autres et toutes ne furent qu'une aggravation et l'annonce d'une mort prochaine.

CONCLUSIONS.

Les sexes ont été atteints à peu près autant l'un que l'autre, mais la mortalité a été de beaucoup plus forte sur les femmes.

Aucune profession n'est épargnée par le fléau, et les ouvriers en cuivre ont subi ses atteintes comme les autres, sans que la mortalité ait été moindre pour eux.

Une première atteinte ne préserve pas d'atteintes ultérieures ; peut-être ces dernières sont-elles le fait de prédispositions individuelles spéciales.

La contagion ne saurait être niée. Elle paraît prouvée par la marche et les allures de l'épidémie, par l'insuffisance de l'infection pour les expliquer, par la succession des atteintes dans les familles frappées en ville, par celle des cas intérieurs dans les diverses salles de l'hôpital. Son action paraît en rapport direct avec la durée du contact avec les malades.

Les causes les plus favorables au développement du choléra sont : l'épuisement par des maladies aiguës ou chroniques, tout ce qui est capable de produire une perturbation durable dans les fonctions gastro-intestinales, comme : défaut d'acclimatation, chagrins, émotions profondes, grossesse, alcoolisme, alimentation insuffisante prolongée.

Moins des 2/7mes des cholériques soignés à l'hôpital Lariboisière ne se trouvait pas dans ces conditions plus ou moins fâcheuses.

La période d'incubation du choléra a peut-être été quelquefois nulle; mais dans l'immense majorité des cas, elle a oscillé entre 2 à 4 jours.

La diarrhée prémonitoire a manqué, sur l'ensemble des cas, dans les 4/11mes; à peu près autant dans les cas extérieurs (164 au lieu de 159) et un peu moins des 6/11mes dans les cas intérieurs (34 au lieu de 32).

Si ce nom de prémonitoire est contestable pathologiquement, il faut le conserver parce qu'il est un avertissement, une menace salutaire pour les populations.

Le traitement est encore celui des symptômes; il est à peu près inefficace dans la réaction avec congestion cérébrale prononcée, ou dans la réaction à forme typhique prolongée.

D'après l'histoire des autres épidémies, il y a lieu d'espérer que, s'il en survient de nouvelles, elles seront de moins en moins graves, de moins en moins meurtrières.

TABLE DES MATIÈRES.

A. PARENT, imprimeur de la Faculté de Médecine, rue Mr-le-Prince, 31.

www.ingramcontent.com/pod-product-compliance
Ingram Content Group UK Ltd.
Pitfield, Milton Keynes, MK11 3LW, UK
UKHW021043200726
13857UKWH00003B/792

9 782012 938748